女性常見病

特效秘方偏方

女人一生受用的健康枕邊書

劉建平　主編

前言 *Preface*

對於各種常見病，如發燒、咳嗽、腹瀉、便秘等，很多女性既不想大費周章地去醫院掛號、看病、取藥，又無法忍受病痛帶來的折磨，這時候應該怎麼辦呢？

大病求醫，小病求己。中醫源遠流長，經過幾千年的傳承發展，留下了許多治病救人的秘方偏方。女性朋友只需根據自身情況選擇適合自己的秘方偏方，就能讓小病小痛立刻迎刃而解。

本書選取久經驗證、療效卓然的秘方偏方，為遭受病痛折磨的女性提供了家庭調養的諸多方法，這些秘方偏方涵蓋食療、中醫理療、運動療法、心理療法等領域，以專業的角度解決女性一生中可能遇到的各種問題。此外，本書所選取的秘方偏方還具簡單易學、便於操作的特點，方便忙碌的現代女性花費很少的時間和精力就能輕鬆解決遇到的健康問題。

本書是女性一生皆可受用的健康枕邊書，可陪伴女性渡過青春期、孕產期、更年期等一生重要的時期；書中的秘方偏方可改善女性的膚質、體態，全面滋養身、心、靈，讓女性如花絢爛綻放。

祝天下女性健康、美麗、幸福！

Contents 目錄

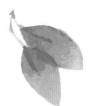

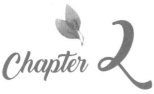

Chapter 2

私處保養特效方
讓秘密花園絢爛綻放

Chapter 3

子宮養護特效方
照顧好女人的健康根

Chapter 4

月經調理特效方
輕鬆搞定難纏的「大姨媽」

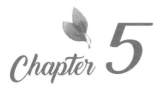

Chapter 5

孕產保健特效方
早一天使用，多一點安心

Chapter 8

小病小痛特效方
求醫不如求己

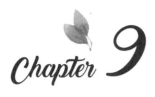

Chapter 9

美容抗衰特效方
紅顏不老不是夢

女性常見病特效秘方偏方

別害羞，一起上一堂女性生理課

◖ 女性生殖系統

外生殖器

女性的生殖系統包括外生殖器、內生殖器及其相關組織，其中裸露在身體外部的部分稱為外生殖器，包括陰阜、大陰唇、小陰唇、陰蒂、陰道前庭、處女膜。

陰阜是恥骨聯合前面隆起的外陰部分，由非常厚的脂肪層和皮膚共同構成，與大陰唇相鄰。女性進入青春期後，陰阜皮膚開始長出陰毛，呈倒三角形分佈，年老後陰毛開始脫落，變得稀少。

大陰唇是一對具有彈性、鼓起的長圓形皮膚皺襞，長 7～8 厘米，寬 2～3 厘米。外側皮膚色素沉着，長有陰毛，內側則與黏膜有些相似，呈淡粉色。

小陰唇位於大陰唇內側，是表面光滑、富有彈性的一對縱行皮膚皺襞，對性刺激十分敏感，還能保護相鄰的尿道口和陰道口。

陰蒂位於兩側小陰唇的頂端、大陰唇上端的交匯點，呈圓柱狀，長 2～4 厘米，是激發女性性慾和快感的器官。

陰道前庭由前庭球、前庭大腺、尿道口、陰道口及前庭窩組成，是由小陰唇包圍着形成的一個菱形區域，前端達到陰蒂，後端與陰唇系帶相鄰。前庭球位於陰道口前庭兩側深部，是一對具有勃起功能的球海綿體；前庭大腺又稱巴氏腺，位於陰道下端，狀如蠶豆，腺管十分狹窄，只有 1.5～2 厘米；尿道口位於恥骨聯合下緣及陰道口之間，是一個不規則的橢圓小孔，是尿液排出的出口；陰道口位於前庭後部、尿道口的正下方，是經血流出、寶寶出生的最後出口；前庭窩形如小船，因此又叫舟狀窩，位於陰道口與陰唇系帶之間，對陰莖進入時起緩衝作用。

處女膜是一塊又薄又嫩的茹膜組織，位於陰道口周圍，正常的處女膜上有環形、半圓形或篩狀的孔，處女膜破裂時可出現陰道少量出血並伴有疼痛。

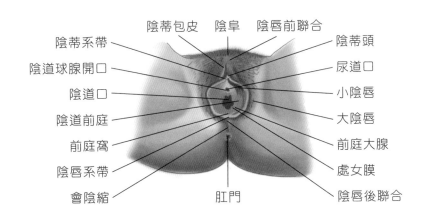

陰蒂包皮　陰阜　陰唇前聯合
陰蒂系帶　　　　　　　　　　陰蒂頭
陰道球腺開口　　　　　　　　尿道口
陰道口　　　　　　　　　　　小陰唇
陰道前庭　　　　　　　　　　大陰唇
前庭窩　　　　　　　　　　　前庭大腺
陰唇系帶　　　　　　　　　　處女膜
會陰縮　　　　　肛門　　　　陰唇後聯合

內生殖器

女性的內生殖器包括陰道、子宮、輸卵管和卵巢，其中陰道、子宮、輸卵管屬生殖管道，卵巢屬生殖腺。這些器官皆位於身體內部，無法看到。

陰道是連接子宮和外陰的通道，下部較窄，上部較寬，並在子宮頸周圍形成陰道穹。陰道是女性經血、白帶、產後惡露排出的通道，也是順產時寶寶必經的通道。

子宮是女性獨有的第六臟器，位於盆腔中部，呈倒三角形，一般長 7～8 厘米，底部寬 4～5 厘米，厚 2～3 厘米，重量只有 40～50 克。子宮的左右角聯通輸卵管，下角聯通子宮頸管。子宮是寶寶最初的家，也是月經來潮的器官，對女性意義重大。

輸卵管左右各一個，位於子宮底的兩側，子宮闊韌帶的上緣內，內側與子宮角部相連通，外端游離，與卵巢接近，長 8～15 厘米，直徑約為 0.5 厘米。根據輸卵管的構造和各自的功能，輸卵管一般分為輸卵管漏斗、輸卵管壺腹、輸卵管峽、子宮部 4 個部分。輸卵管的健康對拾卵、精子獲能、卵子受精、受精卵輸送、早期胚胎的生存和發育具有重要意義。

卵巢位於子宮底的後外側，左右各有一個，由內韌帶和外韌帶懸吊在骨盆腔內，與盆腔側壁相接，重 3～4 克，長度平均為 2.88～2.93 厘米，寬度平均為 1.38～1.48 厘米。隨着年齡的增長，卵巢的大小和位置皆會發生變化，女童的卵巢表面平滑，成年女性的卵巢表面往往變得凹凸不平。隨着年齡的增長、懷孕分娩的發生，卵巢會逐漸縮小，在盆腔中的位置變得更低，等到絕經期間，大小只有原來體積的 1/2，位置也會下降很多。

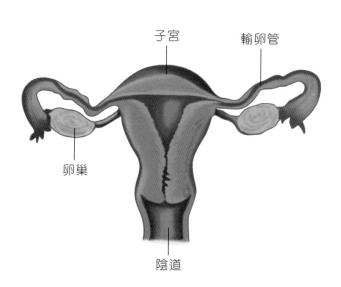

子宮　　　　輸卵管

卵巢

陰道

● 乳房

乳房不僅是重要的性器官，還是哺乳器官。乳房的內部結構由腺體、導管、脂肪組織和纖維組織等構成，乳房的外部結構由乳頭、乳暈和皮膚組成。

乳腺是乳房的重要組成部分，正常情況下，乳腺由 15 ～ 20 個腺葉組成，每一個腺葉分成許多個腺小葉，每一個腺小葉又由 10 ～ 100 個腺泡組成。腺泡緊密地排列在小乳管周圍，許多小乳管組成小葉間乳管，許多小葉間乳管又組成輸乳管。輸乳管在乳頭處較狹窄，後膨大為壺腹，稱為輸乳管竇，具有儲存乳汁的作用。輸乳管的開口在乳頭處，叫作輸乳孔。乳房的脂肪組織包圍着乳腺，呈囊狀，因此稱為脂肪囊，脂肪囊的多少是決定乳房大小的關鍵因素。

乳頭由結締組織和平滑肌組成，受刺激後會勃起挺直。乳頭周圍色素沉着較多處為乳暈，表面有很多點狀隆起物，可分泌脂性物質，起到滑潤、保護乳頭的作用。乳頭、乳暈的皮膚較薄弱，容易損傷，需要精心呵護。

成年女性的乳房呈半球狀，皮膚緊緻，富有彈性。隨着孕晚期和哺乳期的到來，乳房會明顯增大；當停止母乳餵養後，乳房變小。年齡漸長後，乳房中的彈性纖維開始減少，會出現鬆弛下垂的現象，影響女性的形體魅力。

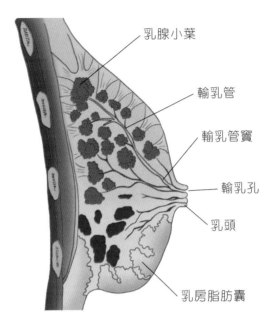

乳腺小葉
輸乳管
輸乳管竇
輸乳孔
乳頭
乳房脂肪囊

● 月經周期

月經來潮是女性獨有的生理現象，初潮的來臨標誌着女性青春期的開始。月經來潮是由下丘腦、垂體和卵巢相互作用來調節的，正常的月經周期為 28 ～ 30 天，提前或推遲 3 天左右都屬正常範圍。

月經周期是反映女性健康的重要指標，月經周期縮短或延長、經血量過多或過少、痛經、崩漏等異常現象都預示着女性的健康出了問題，應及時到醫院進行診治。

不容忽視的女性常見病檢查

● 婦科常規檢查

統計結果表明，50% ～ 60% 的已婚女性患有不同程度的陰道炎和宮頸炎，乳腺結節、乳腺纖維瘤的發病人群也有逐漸年輕化的趨勢，如果不及時診斷治療，發生癌變的概率是健康女性的數倍。由此可見，定期進行婦科檢查對女性來說十分重要，是保護生命之花的一道護身符。

與高發病率形成鮮明對比的是，只有很少一部分女性有定期進行婦科檢查的意識和習慣，大多數女性認為婦科病是小事一樁，無須介懷，等到小病變大病，失去最佳治療時機時才追悔莫及。

婦科常規檢查既不神秘也不複雜，一般來講，上午檢查完畢，下午就可以拿到檢查報告。婦科常規檢查主要包括白帶常規檢查、宮頸刮片檢查、乳腺檢查、陰道B（彩）超檢查等。女性 35 歲以後腫瘤發病率逐漸增高，因此應定期進行婦科檢查，一年檢查一次。此外，由於各種婦科疾病的發病年齡愈來愈年輕化，因此年輕女性也應定期進行婦科檢查，不要認為年輕就是資本，肆意揮霍健康。

婦科常規檢查一覽表

檢查名稱	檢查內容	檢查目的
白帶常規檢查	陰道 pH、陰道清潔度、陰道微生物檢查、胺試驗、線索細胞。	判斷是否存在白帶異常，是否患有陰道炎等疾病。
宮頸刮片檢查	TCT	診斷是否存在宮頸病變，可以有效預防癌前病變。
乳腺檢查	乳房觸診、乳房彩超、乳房鉬靶檢查等。	確定是否患有乳腺增生、乳腺結節、乳腺纖維瘤、乳腺癌等疾病。
陰道B（彩）超檢查	將B（彩）超探頭放入陰道進行超聲診斷。	判斷是否患有子宮疾病、宮頸疾病、盆腔疾病、卵巢疾病、宮外孕，並可以監測排卵。

女性常見病特效秘方偏方

● 家庭自檢項目

乳房疾病自檢

- 自檢步驟

1. 取端坐位，脫去上衣（冬季應做好保暖工作，調高暖氣溫度）。
2. 觀察乳頭的位置、大小和形狀，乳房皮膚是否有色素沉着、破損、潰爛、瘢痕、發紅等現象，雙乳的大小與位置是否基本對稱。
3. 左臂自然下垂，將右手手掌輕輕放在左乳上，手指從乳房外側上部開始順時針由淺入深觸摸乳房；使用同樣方法檢查右乳。

乳房症狀與疾病對照表

乳房疾病	症狀
乳腺小葉增生	經前 1 周左右，乳房開始出現間斷性脹痛或鈍痛，行經後自行逐漸緩解，輕觸乳房時能摸到條鎖狀或三角形的顆粒狀、不光滑的腺體組織，質地韌軟，邊界不清，但沒有明顯的腫塊。
乳腺纖維瘤	觸摸乳房時可發現外上方有腫塊，表面光滑，邊界清楚，質地堅韌，易被推動，與周圍組織沒有粘連，腫塊的增長十分緩慢。
乳房脂肪瘤	乳房肌膚淺表處出現光滑、柔軟的腫塊，邊界清楚，無明顯痛感。
乳管內乳頭狀瘤	乳頭附近出現可被推動的腫塊，質地柔軟，大小如櫻桃，輕輕擠壓時可排出紅色血性液體，腫塊也隨之變小。
急性乳腺炎	乳房腫脹、疼痛，隨後會出現硬塊、皮膚紅熱，逐漸出現搏動性的跳疼，同時伴有寒戰、高熱等症狀。
乳房濕疹	哺乳期乳房上皮疹，多發生於乳頭或乳暈，患病皮膚與健康肌膚邊界清楚、呈棕紅色，覆蓋有少許鱗屑或薄痂，癢感明顯。
乳腺癌	乳房出現腫塊，表面堅硬、不光滑、邊界不清，無痛感，肌膚出現「橘皮樣」改變，腫塊的增長速度快。

注：家庭自檢是健康自我管理的首要環節，但普通人對醫學知識的瞭解十分有限，因此會存在一定程度上的疏漏和誤判。一旦女性在自檢中發現乳房出現了上述症狀，應及時到醫院進行專業檢查，在醫生的指導下進行治療，不可自行下結論，更不能擅自治療。

婦科腫瘤自檢

• 自檢步驟

1. 觀察白帶與陰道出血狀況，是否存在白帶異常、陰道不正常出血、性交出血等情況。
2. 認真記錄每次月經來潮的日期、行經天數、經血顏色，以及是否有痛經、經血過多等異常現象。
3. 晨起後排空小便，然後平躺在床上，兩腿保持微曲狀，雙手從小腹的一側摸到另一側，力度應由輕到重，動作應緩慢，保證小腹的每一處都觸摸到，手感是否有包塊或硬狀異物。
4. 平時多留心身體的痛感，如果出現疼痛，是否出現在腹部、骶尾部、腰背部；性交時是否有痛感；小腹是否有下墜的感覺。

身體症狀與婦科腫瘤對照表

婦科腫瘤	症狀
卵巢囊腫	腹圍增加，晨起觸摸時可發現腫塊；月經不調，突發劇烈性腹痛、腿痛，排尿急或困難，大便不暢。
子宮肌瘤	痛經突然加重，經期變長，經血量變多，月經後有不規則的陰道出血，小腹墜脹，腰背痠痛；大便不暢且次數增多；手腳及小腹發涼。
子宮頸癌	經期延長，經血量增多，陰道接觸性出血或不規則流血；陰道排出白色或血性的液體，呈水樣或米泔狀；尿頻、尿急，大便不暢。
子宮內膜癌	經期延長，經血量增多，絕經後出現陰道出血；陰道排出血性液或漿性分泌物；小腹脹痛、痙攣樣疼痛，腰髓部疼痛；貧血，消瘦。

注：部分婦科腫瘤早期沒有明顯的症狀，靠自檢很難發現，因此每年進行一次婦科檢查尤為必要。

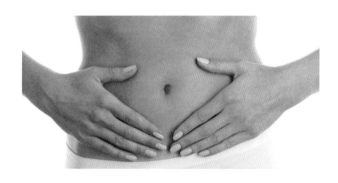

中醫古書裏的女子養生經

● 養生分男女，女子以 7 為周期

女子七歲，腎氣盛，齒更髮長；二七而天癸至，任脈通，太沖脈盛，月事以時下，故有子；三七，腎氣平均，故真牙生而長極；四七，筋骨堅，髮長極，身體盛壯；五七，陽明脈衰，面始焦，髮始墮；六七，三陽脈衰於上，面皆焦，髮始白；七七，任脈虛，太沖脈衰少，天癸竭，地道不通，故形壞而無子也。

——《黃帝內經·素問·上古天真論》

《黃帝內經》是中國最早的醫學典籍，被譽為醫之始祖，是影響極大的一部醫學著作。此書指出女子與男子不同，女子以 7 為周期，男子以 8 為周期，每個周期的生理狀態有異，所以養生要點也有一定的區別：女子到了 7 歲，腎氣開始旺盛，此時的重點應是促進生長發育；到了 14 歲，月經初潮來臨，具備了孕育下一代的能力，此時應着重青春期保健，從生理和心理上幫助女子順利渡過青春期；21 歲時，女子腎氣充滿，此時學習、工作壓力大，應注意預防缺鐵性貧血；28 歲時，女子身體達到了強壯的巔峰，是孕育寶寶的最佳時期；到了 35 歲，女子開始衰老，應積極預防早衰；42 歲時，女子三陽經脈氣血衰弱，頭髮開始變白，女子應保證充足的睡眠，努力控制體重，多吃補腦益智的食物；49 歲時，女子開始絕經，此時應努力防治更年期綜合症。

● 女人養肝就是養命

女子以肝為先天。
——《臨證指南醫案》

清代著名醫學家葉天士在《臨證指南醫案》中提出「女子以肝為先天」的理論，指出肝在女子生理、病理中的重要作用。

女人「以血為體，以血為用」，月經、懷孕、分娩、哺乳等皆需消耗陰血，導致常常表現出「不足於血」的症狀。肝為藏血之髒，女人一生要經歷的月經、懷孕、分娩、哺乳等皆與肝密切相關，因此中醫治療女性疾病大多從治肝着手，平日養生也提倡女性應重點養肝護肝，如保持心情舒暢以利肝氣調順，多吃枸杞子、菊花、動物肝臟等滋養肝臟的食物，少量喝些養生酒以提升肝臟陽氣。

● 不過勞，不貪逸

久坐傷肉，久立傷骨，久臥傷氣，久行傷筋。
——《黃帝內經·素問·宣明五氣篇》

《黃帝內經·素問·宣明五氣篇》裏的這句話明確指出日常生活應勞逸結合，不宜過勞貪逸。

中醫理論認為，腎主骨，肝主筋，長時間站立、行走會損傷筋骨，並且會進一步傷腎傷肝，導致身體氣血透支，出現氣血不足的症狀。

生活中過於勞累不可取，那麼活得太過安逸是否有益於保養身體呢？答案是否定的。日常生活中過於貪戀安逸，缺乏必要的活動和鍛煉，會導致新陳代謝變慢，負面情緒叢生，富貴病纏身，美麗身材不再。

● 天人合一，順時養生

故清陽為天，濁陰為地；地氣上為雲，天氣下為雨，雨出地氣，雲出天氣。故清陽出上竅，濁陰出下竅；清陽發腠理，濁陰走五臟；清陽實四肢，濁陰歸六腑。

——《黃帝內經·素問·陰陽應象大論》

《黃帝內經》中提出的「天人合一」理論影響了中國幾千年，充分體現了古人對人與自然和諧的正確認識。《黃帝內經》中的這段話將人體內的物質代謝規律與自然界的水液轉換過程做了一個很形象的類比，指出養生與自然界的變化息息相關。

天有四時，因此生活在自然界的人類應「順四時而適寒暑」，根據季節輪轉、晝夜更替、天氣變化、地域區別等合理安排生活和工作，不可生搬硬套養生知識。

● 養生重在食補

安身之本，必資於食。不知食宜者，不足以存生。

——《千金要方·食治》

唐代著名醫學家孫思邈被後世尊稱為「藥王」，高齡至 101 歲，他提出的食療食養理論是我國藥膳、食療學的基石，僅《千金要方》一書中就記載了 154 種食療食物，分為谷米、蔬菜、果實、鳥獸四類。

想要健康長壽，不需要每天山珍海味，日常的一飲一食更能滋養身體，前提是吃適合自己的食物並積極修身養性，這是來自千多年前長壽醫家的忠告。

秘方偏方是何方神聖

秘方，常被稱為祖傳秘方，一般是指醫學典籍沒有收載，在家族內部流傳的行之有效的奇方、妙方。嚴格來講，秘方並不屬醫藥學上的名字和概念，因其療效顯著，甚至有藥到病除之功而得以傳承，是中醫留給後人的寶貴財富，理應研究開發、合理利用。

與秘方一樣，偏方也不會被正式的醫學典籍收載，一般流傳於民間，指的是組方簡單、藥味不多、易於就地取材、對某些疾病具有特殊療效的方劑。民間有「小偏方治大病」的說法，具有用藥簡單、藥價低廉、療效獨特等特點，深受老百姓的喜愛。不過，偏方的另一特點是療效不確定，是否有效因人而異，因此不能用偏方代替正規醫學治療。

秘方偏方並非百無禁忌，講究多着呢

1. 使用秘方偏方前必須明確自己的病症，診斷準確才能選方施治。
2. 秘方偏方要有出處，必須分清楚來源，不可道聽途說，盲目使用。
3. 明確秘方偏方中的服法、藥物的用量及療程，尤其要認真區別相近的藥物。
4. 根據自己的年齡、性別、身體狀況、體質、居住環境及時節來選擇適合自己的秘方偏方，不可「萬人一方」，適合別人的不一定適合自己。
5. 使用秘方偏方前最好掌握一些用藥常識，使用時還應注意偏方中的藥物與其他藥物有無配伍禁忌。
6. 選擇秘方偏方時應先諮詢有經驗的專業醫生，遵從醫生的指導意見，不可自作主張，抱着試試看的態度使用秘方偏方，讓自己變成「白老鼠」。

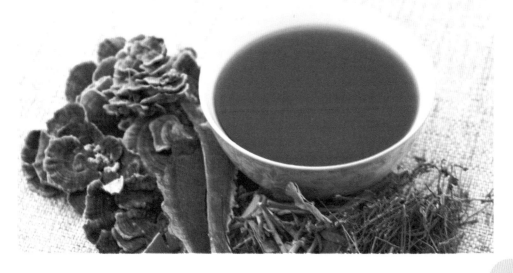

別急着用秘方偏方，先學點中醫養生知識吧

◑ 五臟功能與養生要點

腎為先天之本，養腎才能長壽

中醫理論認為，腎為先天之本，主骨生髓通於腦，主藏精，開竅於耳，主管大小便。腎的好壞與大腦、聽力、骨骼、牙齒、呼吸、泌尿系統、生殖系統的健康息息相關。腎好則耳聰目明、頭腦靈活、骨骼強壯、呼吸順暢、大小便正常、生殖能力強，腎虛則會導致身體出現各種不適，如耳病、牙齒稀疏、早衰、痛經與閉經、不孕不育等，因此中醫有腎虛是百病之根的說法。

一直以來，大家對補腎都存在一定的誤解，認為補腎就是壯陽，是男人的事，其實女性更需要補腎。女性特殊的生理結構和心理特點導致更容易患上腎病，女性一生的美麗與健康也需要腎來維持，腎精充盈、腎氣旺盛，女性才能氣血充足、頭髮烏黑亮澤、眉毛濃密、牙齒堅固、面色白裏透紅，腎精不足、腎氣虛弱則會出現過早衰老、臉色蒼白、眼瞼水腫、黑眼圈加重、頭髮早白、齒搖髮落、痛經、閉經、不孕等症狀。

為了延緩腎功能的衰退，留住健康與美麗，女性的日常生活應注意養腎補腎，預防腎虛：經常按摩耳郭、腰部、丹田與湧泉穴；積極運動鍛煉，有益於養腎的運動有散步、慢跑、倒走、瑜伽、打坐、踢毽子等；勞逸結合，避免過度勞累，節制房事，減輕精神壓力，不要讓自己陷入不良情緒中。腎陽虛的女性應適量多吃些性溫散寒、營養豐富的食物，如海參、豬腰、雞肉、羊肉、羊骨、黑豆、芝麻、山藥、韭菜、核桃等，忌吃各種冷飲和生冷瓜果，腎陰虛的女性則應多吃些甘涼滋潤、生津養陰的食物，如雞蛋、鱸魚、紫椰菜、菠菜、芹菜、番茄、鮮棗等，忌吃辛辣刺激、性熱上火的食物。

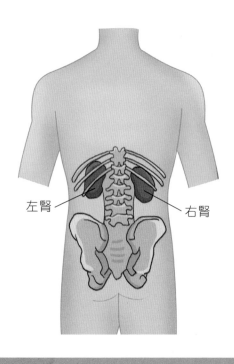

左腎　　　　　　　右腎

脾胃為後天之本，養生以脾胃為先

《黃帝內經・素問・靈蘭秘典論》中記載：「脾胃者，倉廩之官。」脾胃為水穀之海，是氣血生化之源，因此被稱為「後天之本」，明代醫家張景嶽明確提出過「養生家必當以脾胃為先」的理論。脾主運化、主升清、主統血，胃主受納與傳導，兩者協調作用完成納運水穀的功能，脾胃納運的水穀精微是化生氣血津精的基本原料，可以滋養五臟六腑、四肢百骸。

脾胃功能強盛，身體組織和器官才能得到滋養；脾胃功能虛弱，身體組織和器官得不到滋養，容易出現頭目眩暈、神疲乏力、食慾減退、胃脘痛、噯氣、嘔吐、腹脹、泄瀉、水腫、脫肛、內臟下垂、便血、尿血、皮下出血、崩漏等症狀。由此可見，脾胃功能強盛是保持身體健康、延年益壽的基礎。

脾胃功能失調還會影響女性的外貌與體態，導致嘴唇發白乾燥，臉部肌肉呆板或鬆弛下垂，面色發黃，長痘痘，出現水腫性眼袋，體態臃腫或者單薄等不良狀態。

養好後天之本，應做到以下幾點：好心情帶來好脾胃，日常生活中應做到樂觀豁達、思慮有節，以免損傷脾胃；避免久坐，每隔半小時就要起身活動一下，閒暇時間應多做八段錦、五禽戲、扭腰等運動；經常按摩腹部可以健脾和胃，按摩隱白穴、漏穀穴、大橫穴、氣舍穴、天樞穴等可調節脾胃功能、改善脾胃不適；堅持規律飲食，三餐定時定量，進食時細嚼慢嚥，適量多吃些黃色和甘味的食物，山藥、茯苓、扁豆、芡實、蓮子、小米、鯽魚等健脾養胃的食物也應適量增加，忌食辛辣刺激、煎炸、醃臘、鹵制的食物。

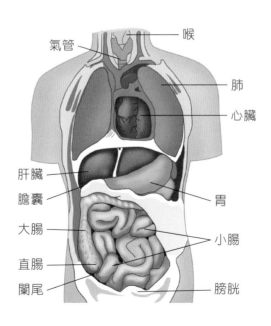

氣管
喉
肺
心臟
肝臟
膽囊
胃
大腸
直腸
闌尾
小腸
膀胱

養心安神，美麗久久

「心者，君主之官，神明出焉。」藏神（即主神志），主身之血脈，猶如發動機一樣推動着血液的運行。如果心氣充沛，心陰與心陽協調，心臟搏動有力，血液才能正常地發揮濡養作用；如果心氣不足，心陰心陽失調，心臟搏動無力，就會造成血液運行失常，濡養機體的作用也會大打折扣。

如果女性面色蒼白無華、失眠多夢、健忘恍惚、驚悸，說明心氣不足導致心血虧損，進而造成面部供血不足，皮膚得不到滋養；如果女性面色虛浮蒼白、兩眼無光、興趣索然甚至悲觀厭世，說明心氣虛，血不生榮；如果女性面色青紫、枯槁、無光澤，說明血行不暢；如果女性面色瘀暗、舌有瘀點、心胸疼痛，說明心血瘀阻；

如果女性面部易生瘡瘍、心煩不安、失眠多夢，說明心火血熱。

現代女性的學習、工作、生活壓力大，更需要精心養護心臟。改善居住環境，安靜、舒適的環境對心臟健康有利，污染嚴重、噪聲大的地方則可能誘發心臟病；保持適量的運動、積極豁達的心態以及規律的生活也是養心護心的必修課；低熱量、低脂肪、低膽固醇的「三低」飲食有助於保護心腦血管、預防心臟病，適量多吃些具有養心護心功效的紅色食物，如辣椒、番茄、櫻桃、草莓、西瓜、山楂、豬心、牛肉、羊肉等，肥肉、螃蟹、人造黃油、濃茶、咖啡、冷飲、油炸食品、酒等食物則應盡量少吃，同時做到戒煙戒酒。

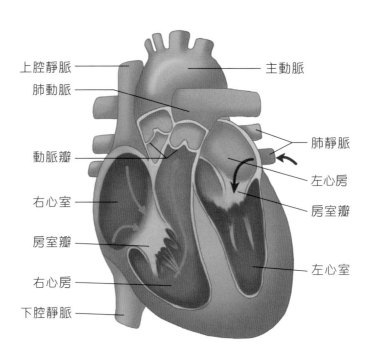

上腔靜脈 —— 主動脈

肺動脈

肺靜脈

動脈瓣

左心房

右心室

房室瓣

房室瓣

左心室

右心房

下腔靜脈

養肝排毒，女人不老疾病少

在中醫看來，「肝者，將軍之官，謀慮出焉。」肝藏血，主筋膜，主疏泄，主要作用是儲藏血液、調節血量、控制情緒、協助脾胃消化。此外，現代醫學研究還表明，肝臟是人體最重要的解毒器官，擁有強大的再生能力，各種毒素進入肝臟後經過一系列的化學反應，最後變成無毒或者低毒物質，肝臟的生理功能十分強大。

肝的疏泄功能失調可導致精神抑鬱、多愁善慮、想哭歎氣、煩躁易怒、頭暈脹痛、胸脅脹悶、失眠多夢等不適，也會帶來食慾不振、消化不良、腹脹、腹瀉、胸脅刺痛或脹痛、乳房脹痛、月經不暢、痛經、閉經、水腫等症狀。

肝的藏血功能失調會引起血虛或出血病變，出現眼睛乾澀昏花、視力減退、夜盲、肢體麻木等症狀。

日常養肝護肝，應做到以下幾點：每天按時就寢，盡量不熬夜，上床就寢時間最晚不宜超過晚上 11 時；日常鍛煉以慢跑、快走、跳繩、登山等有氧運動為主，配合一定量的無氧運動；維持正常體重，不過度消瘦或肥胖；不濫服藥物，尤其是非處方藥物；避免不必要的輸血、輸液、打針，盡量不要穿耳洞、紋身，不和他人共用牙刷、剃鬚刀，以免感染傳染性肝病；怒傷肝，生活中應保持樂觀、平和的心態；適量增加菠菜、莧菜、油菜、芹菜等青綠色蔬菜的攝入量，番茄、木瓜、荔枝、山楂、檸檬、杏等酸味食物具有滋陰養肝、收斂固澀的功效，也應適量多吃，同時盡量少吃辛辣刺激性食物，戒煙限酒。

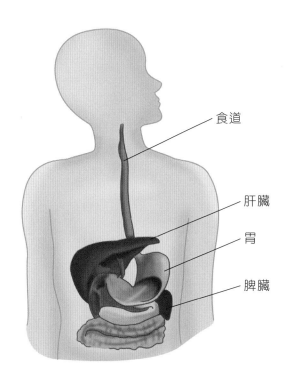

食道

肝臟

胃

脾臟

霧霾時代，早養肺更健康

中醫認為「肺者，相傅之官」，肺司呼吸、主氣、主行水、朝百脈、主治節，是掌管呼吸功能與周身之氣的器官，同時具有通調水道、調理血液循環及精液代謝的功能。

肺功能失調，不僅會引起聲低氣怯、肢倦乏力、咳嗽痰多、胸悶、哮喘、心悸、水腫等不適，還會帶來皮膚乾燥粗糙、皺紋暗生、頭髮枯燥無光澤等有損女性美麗的煩惱。

雖然肺的功能如此強大，它卻是五臟中的「嬌小姐」，被稱為「嬌髒」，因此日常生活中需要精心養護：治療肺病不宜用虎狼之藥，太寒、太熱、太燥的藥物皆不適合，宜選擇輕清、宣散的藥物；悲傷肺，喜勝悲，歡聲笑語是養肺良藥，保持快樂的心情、控制負面情緒皆有益於養肺；經常唱歌，每天做腹式呼吸，可以提高肺活量；若室內種植花草，不宜選擇夜來香、接骨木、花葉萬年青、水仙、鬱金香、滴水觀音、一品紅等植物，家有寵物則應與其保持安全距離；戒煙，遠離二手煙、廚房油煙及汽車尾氣；新裝修的房子不宜馬上入住，以免甲醛等有毒氣體損傷肺臟；不要等到口渴才喝水，應養成自覺喝水的習慣，以維持肺臟和呼吸道的正常濕潤度；適量多吃有助肺健康的食物，如梨、枇杷、甘蔗、百合、銀耳、白蘿蔔、冬瓜、蜂蜜、牛奶等，也可以根據自身情況食用玉竹、麥冬、川貝、胖大海、羅漢果等益肺中藥製成的藥膳。

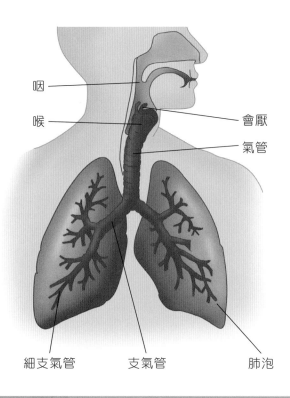

咽

喉

會厭

氣管

細支氣管　　　支氣管　　　肺泡

● 體質分 9 種，養生各不同

平和體質

• 體質特徵

　　頭髮烏黑亮澤；說話聲音洪亮、中氣十足；身材勻稱，不肥不瘦，肌肉結實；嘴唇和舌頭呈現自然的淡紅色，而不是偏暗或者呈暗紫色；睡眠質量良好，很少出現失眠、多夢的情況；胃口好；大便、小便正常且規律；情緒穩定；精力充沛；記憶力良好。

• 養生要點

1. 陰陽平衡是最大的健康之道，黑米、粟米、紅豆、豌豆苗、番茄、絲瓜、紅蘿蔔、木耳、香菇、烏雞、鴨肉、鯽魚、鰻魚等食物適合平和體質的女性緩補陰陽，有益預防體質發生偏頗。一日三餐的安排也應注意陰陽協調，早餐應注重補陽，午餐應注重陰陽平衡，晚餐宜養陰。
2. 對人對事，平淡處之，不焦慮、不暴躁，盡量避免出現憂愁、哀傷、憤怒等負面情緒。
3. 平衡營養，根據中國營養學會制定的《中國居民膳食指南》合理安排日常飲食，並且進食應季、新鮮、天然的食物，盡量不吃反季食物。

陰虛體質

• 體質特徵

　　面色偏紅，容易兩顴潮紅，常有烘熱感；眼睛乾澀、有紅血絲；手腳心容易發熱、出汗；大便乾燥，有時便秘；經常感到口乾舌燥、喉嚨乾燥，偏愛冷飲；嘴唇容易乾燥、起皮，顏色更紅或發暗；怕熱；脾氣暴躁；睡眠質量差，睡着後流汗不止。

• 養生要點

1. 每天堅持按時睡覺，晚上 11 時之前必須就寢，盡量不要熬夜，以免陰液大量損耗。
2. 陰虛體質的女性適合柔緩、中小強度且間斷性的運動，如太極拳、八段錦、氣功、慢跑、散步等。
3. 不宜焗桑拿、泡溫泉。
4. 日常飲食宜多吃具有滋陰功效的食物，如豆腐、鴨肉、牡蠣、田螺、海參、葡萄、甘蔗、百合、山藥、蓮藕、冬瓜、綠豆等，不宜食用辣椒、花椒、胡椒、生薑、蒜、羊肉、酒等溫燥、辛辣的食物。

陽虛體質

• 體質特徵

　　嘴唇顏色淡，沒有光澤；皮膚乾燥、暗淡，經常出現黑眼圈；很容易水腫，夜尿頻多；耐夏不耐冬；容易感冒；手腳發涼，胃部、背部、腰部和膝關節以下怕冷；不喜歡吃生冷的食物，食用後易腹脹、腹痛、腹瀉；貪睡，精神狀態欠佳；頭髮稀疏，髮質不好；性格沉靜，不喜運動，容易悲觀消沉。

• 養生要點

1. 堅持運動鍛煉，運動的地點最好選在戶外，時間最好是白天，這是因為陽光對於改善陽虛體質有着重要的作用，多曬太陽是幫助身體增補陽氣的好機會。
2. 溫熱、甘緩的食物最適合陽虛的女性調理體質，如牛肉、羊肉、雞肉、鵪鶉肉、韭菜、芥菜、紅蘿蔔、荔枝、桂圓、核桃、黑豆等，生冷、黏膩、苦寒的食物則是陽虛體質的飲食大忌。
3. 春季和夏季是滋養陽氣的大好時機，宜適度春捂，多進行戶外活動，少吹空調；秋冬季節應注意保暖，盡量不要進行「秋凍」，及時添加衣物，盡量不要在寒冷的環境中久待。

氣虛體質

• 體質特徵

　　經常出現呼吸短促的狀況；肌肉不健壯，四肢乏力；不喜歡運動；話少，聲音低；易感冒；容易心慌、心跳加快；健忘；夏天怕熱，冬季怕冷；便秘但是沒有結硬，或者大便不成形；經常頭暈眼花；喜靜懶言，目光少神。

• 養生要點

1. 不宜過度勞累，應做到勞逸結合，避免過度思慮。
2. 氣虛體質的女性補養身體要講究方法，最有利於身體恢復健康的補益方法是緩補，濫補、呆補不僅不能改善已經偏頗的體質，還會帶來一系列的副作用。
3. 日常飲食宜食用性平偏溫的食物，如山藥、蓮子、板栗、藕粉、紅蘿蔔、南瓜、香菇、蘋果、紅棗、黃鱔、羊肉等；不宜多吃生冷苦寒、辛辣燥熱、油膩的食物。
4. 平時堅持輕度運動鍛煉，如散步、倒走、慢跑、太極拳等，不宜長時間看電視、看書。

痰濕體質

· 體質特徵

　　鼻子和額頭上出油；身體肥胖，肚子大；上眼瞼腫，易出現眼袋；痰多，嘴巴發黏，起床後尤其明顯，有時嘴裏回甜；經常感到胸悶、喘不過氣來；易出汗，腋窩有異味，背部黏膩；臉色發黃；舌頭胖大，舌苔白膩；大便溏爛或者黏膩、不成形；女性白帶多；喜食肥甘食物；性格沉穩，常常感到頭重、頭暈。

· 養生要點

1. 定期進行血壓、血糖與血脂檢查。
2. 積極鍛煉身體，每次運動應達到面色發紅、全身出汗的標準，多進行日光浴。
3. 堅持洗熱水澡，穿着寬鬆、棉麻質地的衣物，避免長期住在潮濕的地方。
4. 日常飲食宜多吃健脾化痰、疏理氣機的食物，如薏米、扁豆、白蘿蔔、葫蘆、冬瓜、黃豆芽、鯽魚、鯉魚、鱸魚等；不宜多吃肥甘厚味的食物及水果；合理控制進食量，不可暴飲暴食。

血瘀體質

· 體質特徵

　　舌頭呈暗紅色或者偏紫，有時有瘀點，舌下脈絡紫暗；經常出現黑眼圈；牙齦出血、腫痛；痛經甚至閉經，經血中有凝塊；臉色晦暗、沒有光澤，容易長斑；兩顴易潮紅或者出現細微血絲；易掉頭髮；嘴唇發暗，經常口乾；性格內向，表情抑鬱或呆板。

· 養生要點

1. 多喝水，可以適量飲酒以通利血脈，其中葡萄酒更益於血瘀體質的女性改善健康狀況。
2. 多進行戶外運動，打球、游泳、跑步、登山等運動比較適合，同時運動強度和運動量可適度加大。
3. 適量增加具有疏肝理氣、活血化瘀功效的食物的攝取量，如黑豆、韭菜、木耳、油菜、茄子、山楂、陳皮、玫瑰花、紅糖等，不宜多食油膩、寒涼、脹氣的食物。
4. 保持樂觀的心態、愉悅的情緒，盡量不要陷入緊張、抑鬱、焦慮的情緒中，並保持規律的生活節奏。
5. 血瘀體質的女性特別需要溫暖，冬季和初春尤其應做好保暖工作，平時不宜在寒冷的環境裏久待，夏天也不能一味貪涼，空調的溫度最好不低於 25℃。

濕熱體質

- 體質特徵

　　口苦、口臭或者嘴裏有異味；牙齒發黃，牙齦暗紅或深紅；舌苔黃膩，舌頭的顏色偏紅；眼睛發紅、乾澀，紅血絲多；臉頰、額頭和頭髮泛油光；易長青春痘；經常感到口乾卻不想喝水；大便不爽利，或燥結，或黏滯，小便發黃；女性白帶量多、色黃；感覺困倦乏力；偏愛肥甘食物；容易發怒、急躁。

- 養生要點

1. 熬夜會導致濕熱入侵身體，因此濕熱體質的女性應按時就寢，最重要的是睡好子午覺。
2. 濕熱體質的女性應注重夏季養生，做到不長時間處於潮濕的環境，堅持午間休息，保持辦公室和家裏的良好通風，適量減少戶外活動，食用清淡祛濕的食物。
3. 濕熱體質的女性可以選擇一些強度較大的運動來鍛煉身體，如打球、長跑、游泳、爬山、騎自行車，但夏季和梅雨天並不適合高強度鍛煉身體。
4. 日常飲食應多吃清淡祛濕、補養脾胃、利水的食物，如綠豆、葫蘆、絲瓜、苦瓜、青瓜、蓮藕、橄欖、藿香、西瓜、紅豆等；少吃性熱生濕、肥甘厚膩的食物，戒煙戒酒。

氣鬱體質

- 體質特徵

　　面無血色和光澤；身材瘦弱；睡眠質量差；胸脅部感到脹滿或者走竄疼痛；敏感多疑，情緒不穩定，精神緊張，沒有安全感，無緣無故唉聲歎氣；女性乳房脹痛、月經不調；食慾不振；健忘。

- 養生要點

1. 春季、秋季和冬季是氣鬱體質的女性最難捱的季節，應隨着季節的變換選擇不同的養生方法，如春天外出賞花，秋天登高望遠，冬季曬曬太陽。
2. 遠離孤獨，為自己找些快樂的事情做，如看喜劇、聽音樂、與朋友聊天等。
3. 堅持疏肝行氣、調理脾胃的飲食原則，適量多吃小茴香、香菜、陳皮、薄荷、玫瑰、山楂、橘子、金橘、佛手、黃花菜等疏肝、理氣、解鬱的食物；忌食刺激性食物，如濃茶、咖啡及辛辣食物。

特稟體質

- 體質特徵

　　對於一些食物、藥物或者油漆、塗料等容易過敏；季節轉變、天氣變化時會鼻塞、咳嗽氣喘、皮膚起紅疙瘩；沒感冒卻打噴嚏、鼻塞、流鼻涕、流眼淚；眼睛經常紅腫、發癢、紅血絲；無意抓一下皮膚會出現明顯的抓痕，或者周圍的皮膚發紅；易患蕁麻疹、風疹、風疙瘩等皮膚病。

- 養生要點

1. 孕前做好備孕準備，與愛人一起提高身體質素，懷孕期間盡量不吃容易誘發過敏的食物。
2. 盡量少吃高熱量、高糖的食物，對於蝦、蟹、蕎麥、蠶豆、芒果等容易造成過敏的食物最好少吃或者不吃，濃茶、咖啡、酒也不是適合特稟體質的飲品，最健康的飲品是白開水。
3. 飲食宜清淡，營養要均衡，做到粗細搭配、葷素搭配合理；適量多吃具有益氣固表作用的食物，如糯米、紅棗、山藥、人參、黃芪等。
4. 避免春季和季節轉變的時候長時間在野外鍛煉身體，最好遠離花草樹木茂盛的地方，出門鍛煉時要戴上口罩、眼鏡，關注天氣變化、空氣濕度、污染指數，若空氣質量差，應改變出行計劃。
5. 及時到醫院進行過敏原檢查，並在日常生活中盡量減少與過敏原的接觸，常見的過敏原主要分為吸入式過敏原、食入式過敏原、接觸式過敏原、注射式過敏原與自身組織抗原，如牛奶、雞蛋、魚蝦、動物皮屑、粉塵、蟎蟲、花粉、金屬飾品、化妝品、染髮劑、冷空氣、青黴素、鏈黴素、精神緊張等。

中國人的體質分類

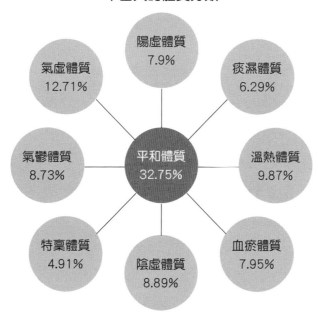

陽虛體質 7.9%

痰濕體質 6.29%

氣虛體質 12.71%

溫熱體質 9.87%

氣鬱體質 8.73%

平和體質 32.75%

血瘀體質 7.95%

特稟體質 4.91%

陰虛體質 8.89%

● 四季養生全攻略

春季

衣	穿衣宜「春捂」，重點保護頭、頸和下半身，衣物宜選擇較為寬鬆的款式，以免擠壓內臟；氣溫回升後宜堅持「春捂」1～2周，白天氣溫超過15℃且持續數日時則可以脫掉棉衣，不再「春捂」。
食	養肝為先，雞肝、薺菜、菠菜、萵筍、韭菜、蘑菇等宜多吃；適量增加味甘、味辛食物的攝取量，少吃酸味、澀味食物；宜溫補陽氣，增加性溫食材的攝入量，如洋蔥、大蔥、韭菜、燕麥、黑米、牛肉、草魚等；多吃新鮮的蔬菜和水果，以提高機體免疫力，預防流感和多種呼吸道疾病。
住	因春季早晚偏涼，早晨起床時溫度低、污染大，因此不宜馬上開窗通風；室內每天宜開窗換氣兩次，每次20～30分鐘，上午9:00～11:00、下午14:00～16:00空氣質量最好，是最適宜的通風時間。
行	盡量避免揚塵天氣出行，不要到空氣污染嚴重的地方遊玩；患有過敏性鼻炎、哮喘、支氣管炎、肺炎等呼吸系統疾病的女性應遠離鮮花盛開的場所，出行前準備好防塵口罩。

夏季

衣	宜選擇全棉、麻、真絲等面料的衣服，以免刺激皮膚、影響排汗；深色衣物容易吸熱，宜選擇淺色衣物；烈日下不宜穿得過少，更不能赤裸上身，以免皮膚灼傷；長時間待在空調房時不宜穿短裙，穿長褲可以避免腿部受涼，另外還需準備一件外套。
食	夏屬火，通於心，宜多吃紅色食物和苦味食物，如番茄、西瓜、苦瓜、芹菜、萵筍等，有助於養心，但苦味食物不宜多食，以防克肺氣；多吃補氣滋陰的食物，如番茄、紅蘿蔔、菠菜、蓮藕、冬瓜、荔枝、西瓜、鴨肉等；注意補水，多喝白開水，淡茶水、烏梅湯、綠豆湯、薄荷茶也是不錯的補水選擇，同時應多吃含水量高的瓜果，但不宜貪食冷飲；飲食不宜太清淡，以免造成營養不良，瘦肉、雞、鴨、魚、蛋、奶等動物性食物應每日適量補充。
住	養成睡午覺的好習慣，但午睡時間不宜過長，以1小時之內起床為宜；合理使用空調，不宜長時間吹空調，空調溫度不宜調得過低，晚上入睡前必須將空調關掉；注意防濕除蟎，枕頭、床墊、被子、沙發、地毯等極易滋生蟎蟲，應定期清洗、經常晾曬。
行	出門必備一把晴雨傘；避免正午出行，以免紫外線損傷皮膚和眼睛；即使陰天或者看起來陽光不那麼強烈時，防曬霜也依然屬必需品，出門前應在臉部、頸部、手臂塗抹均勻。

秋季

衣	適度「秋凍」，室外早晚氣溫降低至 10℃ 時宜結束「秋凍」，適當增加衣物，女性的腳部、腰腹部、肩頸部不宜「秋凍」，慢性肺炎患者、關節炎患者、風濕患者、心腦血管疾病患者、素體虛寒者以及老人和孩子不適合「秋凍」；北方人「秋凍」應慎重，時間不宜過長，南方人的「秋凍」時間可適當延長。
食	及時養肺，適量增加滋陰潤肺的食物，如銀耳、梨、芝麻、藕、菠菜、烏骨雞、鴨蛋、蜂蜜、橄欖等，可預防秋燥；飲食宜多酸、少辛，葡萄、柚子、柑橘、檸檬、山楂、番茄等食物可適量多吃；不宜貪吃瓜果，以免傷及脾胃，導致腹瀉、下痢、便溏等急慢性胃腸道疾病的發生；適量溫補，宜吃鯽魚、青魚、草魚、帶魚等。
住	堅持早睡早起，保證睡眠充足；每天用水蒸氣潤肺，具體做法是將開水倒入杯中，將鼻子對準杯口吸入冒出的水蒸氣，早晚各 1 次，每次 10 分鐘。
行	出行應做好防曬，隨身攜帶防曬霜、太陽傘、太陽鏡等抵擋紫外線的物品；出門前準備好保溫水壺和水果，及時為身體補充水分。

冬季

衣	不宜穿着人造纖維衣物，以免產生靜電，加重皮膚乾燥和不透氣感；羽絨服厚度應合適，不宜過厚或過薄；衣物不宜過厚過緊，以防擠壓內臟、影響機體血液循環；衣著以寬鬆、保暖為宜，少穿或不穿高領毛衣、塑身衣、窄筒皮靴；重點保護頸部與腰腹，出門前圍上圍巾，不穿低腰褲。
食	飲食宜溫熱，多吃芝麻、板栗、大豆、羊肉等性溫熱的食物；飲食宜低鹽、低糖、低脂肪、低膽固醇，並堅持高蛋白質、高維他命、高膳食纖維飲食；注意補充新鮮蔬菜和水果，為了預防便秘，還應增加粗雜糧、薯類的攝入量；冬季是屬腎的季節，羊肉、鴨肉、鵝肉、板栗、芝麻、核桃、紅薯、蘿蔔、木耳是補益腎臟的上佳食材，宜多食。
住	定時通風，每次通風時間不宜超過 30 分鐘；養成睡前清洗口鼻的習慣，清洗鼻腔時最好用棉花棒蘸着淡鹽水清洗；預防手腳凍傷和皸裂，平時多搓搓手腳，促進血液循環。
行	不宜過早出門，太陽升起後半小時出門為宜；進入室內不要馬上脫掉厚重的外套，宜先休息一會兒，待身體適應了室內的溫度再換衣服。

◗ 女性要穴大起底

三陰交穴——防治婦科病

· 穴位定位

　　端坐，屈膝成直角，將除大拇指外的
4 個手指併攏，橫着放在足內踝尖（腳內
側內踝骨最高的地方）上方，小腿中線與
食指的交叉點即三陰交穴。

· 功效

　　中醫理論有「婦科三陰交」的說法，
按壓此穴不僅可健脾益血、調肝補腎，對
婦科疾病也甚有療效，可以防治月經不
調、白帶異常、經前綜合症、更年期綜合
症等疾病。

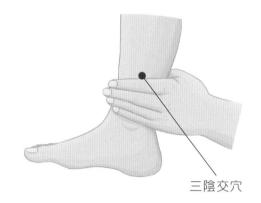

三陰交穴

膻中穴

膻中穴——治療乳腺疾病

· 穴位定位

　　位於胸部前正中線上、兩乳頭連線的
中點。

· 功效

　　按壓膻中穴不僅可以治療呼吸困難、
胸痹心痛、腹部疼痛、心悸、心煩、咳嗽、
氣喘、體重失常等症，還可以有效改善產
後乳汁不足、乳腺炎等症狀。

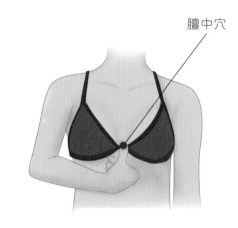

隱白穴——治療崩漏

- 穴位定位

位於足大趾末節內側，距趾甲角 0.1 寸（1 寸 =3.33 厘米）。

- 功效

隱白穴是治療月經過多、崩漏的要穴，對此穴位進行治療還可以明顯改善功能失調性子宮出血（簡稱功血）的症狀。

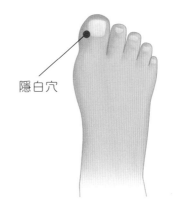

隱白穴

血海穴——改善血液循環

- 穴位定位

位於膝蓋上方、大腿內側，髕底內側端上 2 寸、股內側肌隆起處即是。

- 功效

血海穴是足太陰脾經的穴位，看似普通卻功能強大，對此穴位進行治療具有去瘀血、生新血的功效，主要用於治療與血液循環有關的疾病，可以緩解月經不調、痛經、閉經、崩漏、功能性子宮出血、腹脹、腹瀉、腹痛等不適。

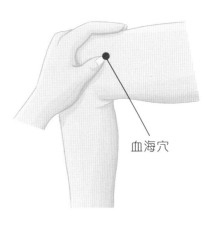

血海穴

子宮穴——防治子宮疾病

· 穴位定位

　　位於下腹部，肚臍下 4 寸、旁開 3 寸處。

· 功效

　　對子宮穴進行治療具有調經理氣、升提下陷的作用，主要用於治療月經不調、痛經、盆腔炎、子宮內膜炎、子宮脫垂、不孕症等疾病。

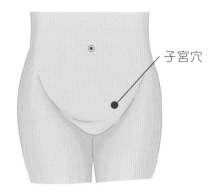

子宮穴

關元穴——調節內分泌

· 穴位定位

　　位於肚臍下 3 寸處。

· 功效

　　中醫認為，關元穴是先天之氣海，具有培元固本、補益下焦的功效，主要通過調節內分泌達到治療生殖系統疾病的效果。與陰陵泉穴、帶脈穴搭配可治療赤白帶下，與子宮穴、三陰交穴搭配可治療月經不調、崩漏等症狀。

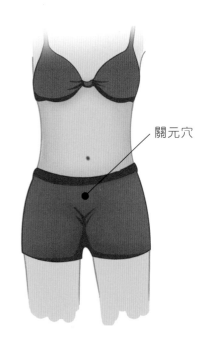

關元穴

足三里穴 —— 調理月經

・ 穴位定位

　位於外膝眼下四橫指、脛骨邊緣位置。

・ 功效

　足三里穴是足陽明胃經的主要穴位之
一，與三陰交穴、天樞穴、腎俞穴、行間
穴配合治療可調理肝脾、補益氣血，有助
於改善月經過多的症狀；與內關穴、肩
井穴、梁丘穴、期門穴配合治療可疏肝理
氣，可以治療急性化膿性乳腺炎。

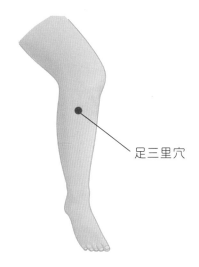

足三里穴

八髎穴 —— 保養子宮

・ 穴位定位

　分為上髎、次髎、中髎和下髎，左右共 8 個穴位，分別位於第一、第二、第三、第
四骶後孔中。

・ 功效

　中醫理論認為，婦科疾病皆與子宮有密切關係，對八髎穴進行治療，可以從外而內
調理子宮，從而有助於預防和治療各種惱人的婦科病，如宮寒、陰道炎等。

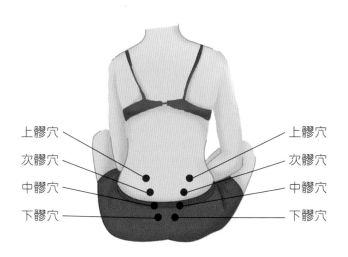

上髎穴　　　次髎穴　　　中髎穴　　　下髎穴　　　上髎穴　　　次髎穴　　　中髎穴　　　下髎穴

●》 艾灸的正確打開方式

好工具，好療效

艾灸用到的最主要的工具是艾絨。艾絨是將曬乾的艾葉碾碎，去除硬質部分而製成的絨狀物，有粗細之分，粗的常用於製作艾條，細的則多用於製作艾柱。

艾絨的質量優劣主要從色、味、質、煙4個方面辨別。優質艾絨呈土黃色或金黃色，氣味芳香不刺鼻，柔軟細膩易成形，煙色淡白不濃烈。劣質艾絨則呈綠色，有青草味，有枝梗等雜質，煙濃烈刺鼻。

艾灸的時間一般較長，手持艾條的時間過長對體力和耐力都是一種考驗，艾灸腰部、背部的穴位需要他人幫助才能順利完成。艾灸盒的發明完美地解決了這兩大難題，將雙手解放了出來，可以一邊艾灸一邊做其他事情，省時省力。

艾灸盒分為單眼、多眼與雙柱，單眼艾灸盒大多用來灸四肢，多眼艾灸盒和雙柱艾灸盒多用於灸腰腹部。

艾灸時還需要準備一種特殊的工具——一次性注射器，可以在藥店買到，價格低廉卻極其實用。將一次性注射器的針頭拔掉，每次艾灸之後將燃燒的艾條插入針管可以十分方便地將艾條熄滅，可以避免用水澆熄艾條導致的下次不易點燃的問題。

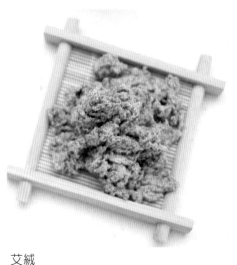

艾絨

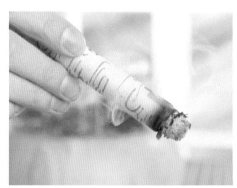

艾條

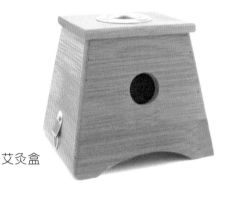

艾灸盒

輕鬆學到各種艾灸手法

艾灸的手法很多，分為直接灸、隔物灸、溫和灸幾種。

直接灸是將艾壯直接放在皮膚上進行艾灸的手法，常常會形成灸泡和灸瘡，所以又稱瘢痕灸，由於很難掌握艾灸的度，一般不建議採用這種手法。

隔物灸與直接灸類似，但艾壯與皮膚之間有薑片、蒜片、食鹽等物相隔，其中薑片的使用範圍最廣。隔物灸時應留心皮膚反應，以局部潮紅為度，感覺皮膚灼痛時應及時移動艾灸，待灼痛感變小後再繼續對此處皮膚進行艾灸。

溫和灸使用的是艾條，分為懸灸、回旋灸、雀啄灸等幾種。懸灸指的是將艾條懸在離穴位3厘米作用的地方，靜止不動地進行艾灸，這種艾灸手法一般可用艾灸盒代替。回旋灸的手法與懸灸相似，區別在於要在穴位上方順時針或者逆時針轉動，而不是保持靜止。顧名思義，雀啄灸指的是艾條在穴位上方上下移動，猶如小雀啄食一般。

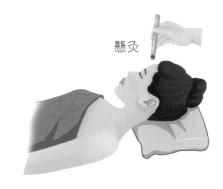

懸灸

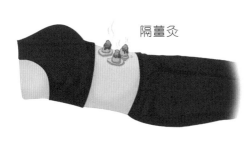

隔薑灸

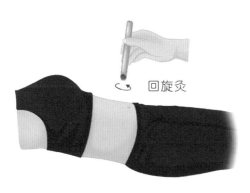

回旋灸

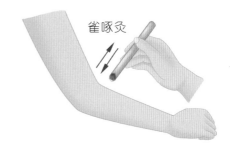

雀啄灸

艾灸的注意事項

1. 調整心態，艾灸需要足夠的耐心，要做好打持久戰的準備。

2. 艾灸前應保持心情平靜，情緒不宜大起大落，艾灸前後都應喝一杯溫開水；艾灸後要清淡飲食，盡量不吃生冷、油膩的食物。

3. 艾灸的次數和時間並不是愈多愈好、愈長愈好，治療急性病、炎症可以每天艾灸1或2次，每個穴位至少灸15分鐘；治療慢性疾病則需要循序漸進，前10天可以每天艾灸，之後可以每隔幾天艾灸一次；如果艾灸只是為了保健，則不必每天進行，每隔3～5天艾灸一次即可，每次艾灸也不宜選擇過多的穴位，灸2或3個重點的保健穴位即可。

4. 艾灸時應選擇不會被風直接吹到的場所，避免着涼。

5. 艾灸時應注意順序，一般來說，應先灸背部後灸胸部和腹部，先灸頭部和身體後灸四肢。

6. 飲酒後、空腹、太飽、極度疲勞或患有熱性紅腫疾病時不宜艾灸，以防發生暈灸，暈灸時會出現面色蒼白、頭暈眼花、心慌出汗、噁心等不適，此時應立即停止艾灸，並靜臥休息。

7. 大血管處、心臟部位、眼球、乳頭等不宜艾灸，孕期女性的腰骶部、小腹部不宜艾灸，經期不宜艾灸，身體極度衰竭者不宜艾灸。

8. 艾灸期間不宜吃涼食、喝涼水；艾灸後1小時內不宜飲冷水，以免造成關節疼痛，同時應避風，以免冷氣入侵肌膚、加重病情。

9. 艾灸後出現上火症狀，可以適量吃些降火的食物，如青瓜、苦瓜、苦菊、竹筍、番茄、馬蹄、雪梨、粟米鬚、馬齒莧等，多吃新鮮的水果和蔬菜，多喝白開水。

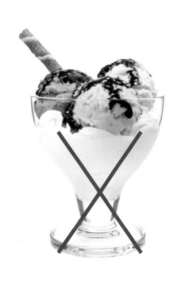

◖ 最好的藥物在廚房

中國居民膳食指南

　　中國營養學會根據中國人特有的體質和飲食習慣制定的《中國居民膳食指南》是中國人的飲食聖經，主要從 10 方面提出了健康飲食的建議：食物多樣，穀物為主，粗細搭配；多吃蔬菜、水果和薯類；每天吃奶類、大豆或其製品；常吃適量的魚、禽、蛋和瘦肉；減少烹調油用量，吃清淡少鹽膳食；食不過量，天天運動，保持健康體重；三餐分配要合理，零食要適當；每天足量飲水，合理選擇飲料；如飲酒應限量；吃新鮮衛生的食物。

　　傳承了幾千年的中醫也提倡「五穀為養，五果為助，五畜為益，五菜為充，氣味合而服之，以補益精氣」。可見，不論古今中外，均衡膳食都是留住健康體魄的最大法寶。

食物的性味歸經

　　食物有平、寒、熱、溫、涼 5 種不同的性質，有辛、甘、酸、苦、鹹 5 種不同的滋味，歸心、肝、脾、肺、腎、胃、大腸、小腸等不同臟腑經絡。

　　不同性質、滋味、歸經的食物有着不同的食療作用，只有瞭解了食物的性味歸經，才能根據自己的健康狀況更好地選擇適合自己的食物，發揮食物的食療功效。例如，常見的韭菜，性溫味辛，歸肝、脾、腎、胃經，因其性溫，故適合陽虛體質、宮寒的女性食用，陰虛體質、濕熱體質的女性則不宜多食；因其味辛且歸肝、腎經，故適宜春天食用，能夠起到養肝的作用，對腎虛的女性還可以起到補腎的功效。

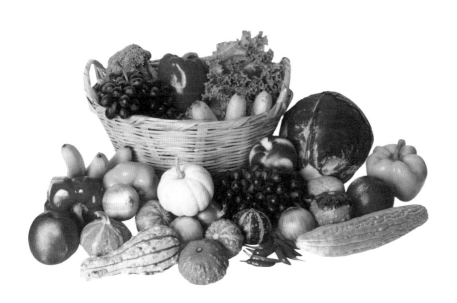

五色五味補益五臟

五味食物補益五臟對照表

五味食物	對應五臟	食療功效	代表食物
酸味食物	肝	滋陰養肝、收斂固澀。	山楂、烏梅、橘子、橙子、刺梨、酸棗、檸檬、木瓜、杏等。
甘味食物	脾	補虛健脾、和中滋養。	櫻桃、桃、梨、香蕉、蘋果、西瓜、葡萄、甘蔗、柿子、蜂蜜等。
苦味食物	心	降火解熱、清心除煩。	萵筍、苦菊、油麥菜、苦瓜、芥蘭、苦杏仁等。
鹹味食物	腎	瀉下補腎、散結軟堅。	海帶、紫菜、石花菜、裙帶菜、牡蠣、海蜇、蝦皮、文蛤等。
辛味食物	肺	行氣潤肺、活血化瘀。	辣椒、胡椒、花椒、生薑、大蒜、大蔥、洋蔥、韭菜等。

五色食物補益五臟對照表

五色食物	對應五臟	食療功效	代表食物
青色食物	肝	刺激肝臟產生降解體內致癌物的物質，從而保護肝臟。	生菜、油菜、菠菜、通菜、莧菜、韭菜、薺菜、蘆筍等。
黃色食物	脾	增強脾胃功能，改善消化系統功能，保持氣血通暢，預防眼部疾病。	紅蘿蔔、南瓜、黃椒、芒果、菠蘿、柿子、橘子、橙子、木瓜、粟米、黃豆等。
紅色食物	心	增強心臟活力，預防心腦血管疾病；延緩衰老，防治失眠。	動物血、動物肝臟、豬肉、羊肉、牛肉、番茄、西瓜、櫻桃、草莓、紅棗等。
黑色食物	腎	改善腎功能；增強免疫力；延緩衰老；靜心安神；防癌。	黑米、黑豆、黑芝麻、木耳、桑葚、黑棗、烏梅、烏雞等。
白色食物	肺	提高肺功能，保護肺臟，降低胃癌、食管癌和肺癌的發病概率。	雞肉、魚肉、蝦、白蘿蔔、山藥、竹筍、椰菜花、茭白、銀耳、梨、百合、牛奶等。

Chapter 1

乳房保健特效方
養出豐滿健康的「花瓣」

乳房，既是女性形體美的重要組成部分，也是寶寶最重要的「糧倉」，如此重要的器官卻是女性養生保健中很容易被忽略的部分。所以，要好好照顧乳房，告別乳房發育不良、乳房下垂、乳腺增生、乳腺炎等乳房疾病，讓上蒼賜予的嬌美「花瓣」盛開得更加豐滿迷人！

乳房發育不良

乳房發育不良大多由先天性疾患引起，然而也有很多女性由於青春期營養不良、束胸、內分泌紊亂、缺乏運動鍛煉等原因出現乳房發育不良現象，因此青春期加強營養與鍛煉、學習生理知識對於預防乳房發育不良有着十分積極的意義。

● 胸部平平不豐滿，喝了這碗木瓜鯽魚湯

症狀

進入青春期後，乳房發育遲於同齡人，表現為胸部平坦、曲線特點不明顯。

日常生活調養

1. 及時調整飲食結構，合理安排葷素比例，做到不偏食、不挑食。
2. 正確面對青春期的生理發育，學習生理知識，不束胸，穿戴尺碼合適的內衣。
3. 積極參加運動鍛煉，並適量增加對胸部肌肉的鍛煉。

偏方

隨着減肥年輕化，很多青春期女孩長期肉類攝入不足，導致營養不良。此外，很多女孩還有偏食、挑食的毛病，導致熱量、飽和脂肪、碳水化合物攝入超標，蛋白質、維他命和礦物質的攝入量卻滿足不了生長發育的需求。這些不良的飲食習慣都會影響乳房的正常發育。

鯽魚含有豐富的優質蛋白質、不飽和脂肪、鈣、磷、鐵、鉀、蛋白酶等營養物質，具有補脾健胃、平肝補血等功效。與被譽為「百益之果」的木瓜一起煮湯食用，可以提供乳房發育需要的多種營養物質，讓乳房發育得更豐滿。

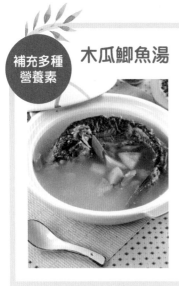

補充多種營養素

木瓜鯽魚湯

材料
鯽魚 600 克，木瓜 120 克，薑片、黃酒、鹽各適量

做法
1. 將鯽魚刮鱗、去鰓、淨膛洗淨，瀝乾水分；將木瓜洗淨去皮、去籽，切成滾刀塊。
2. 向鍋中加入油，燒至六成熱，放入薑片煸香，放入鯽魚煎至兩面微黃時斷火。
3. 砂鍋內加入適量清水燒開，放入鯽魚、木瓜、黃酒，開鍋後轉小火煲兩小時，加適量鹽調味即可。

ⓘ 特別提示
此湯胃寒、體虛者應少食，孕婦應忌食。

● 不做「太平公主」，酒釀蛋花甜湯助力乳房二次發育

症狀

青春期後乳房仍然不豐滿，胸部曲線不明顯，上下胸圍差較小。

日常生活調養

1. 堅持用精油按摩乳房，具體手法是：每天從胸部中心向兩邊推 100 下，然後從兩邊向中心推 100 下，再從上往下推 100 下，從下往上托 100 下。
2. 經常洗熱水澡、用熱水泡腳，最好每天堅持熱敷乳房。
3. 保持有規律的起居作息，不熬夜、少加班，以免擾亂自身內分泌。

偏方

酒釀，又名米酒、醪糟，是一種古老的糯米發酵食品，性溫味甘辛，含有豐富的碳水化合物、有機酸、維他命 B_1、維他命 B_2 及多種礦物質，具有益氣、生津、活血、散結、消腫等功效。

酒釀富含的糖化酵素號稱「天然荷爾蒙」，可以促進女性雌激素的分泌，幫助乳腺組織發育，有效幫助乳房增大。此外，酒釀含有少量的酒精，可以改善胸部的血液循環，同樣有利於乳房發育。

活血化瘀 益氣補血

酒釀蛋花甜湯

材料

酒釀 150 克，枸杞子 15 克，雞蛋 1 個，紅糖少許。

做法

1. 將枸杞子洗淨；將雞蛋打入碗中，攪散。
2. 向鍋中加入適量清水，燒開後倒入酒釀和枸杞子，然後將雞蛋液緩緩倒入鍋中，稍微攪拌幾下，形成蛋花。
3. 待再次煮沸後加少許紅糖調味即可。

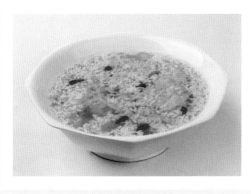

❗ 特別提示

此湯不宜過量食用，以免導致肥胖；雖然產後食用可以起到催乳的作用，但因含酒精、熱量高，產婦也不宜過量食用；平素陽盛實熱者應慎食。

乳房下垂

乳房下垂指的是女性乳頭的水平位置位於乳房下皺襞之下，下垂程度越大，乳頭的水平位置越低。

● 預防乳房下垂，黃精鱔片要常吃

症狀

女性乳頭的水平位置位於乳房下皺襞之下，胸部豐滿、過度節食減肥、經常不穿內衣或內衣尺碼不合適、哺乳姿勢不正確的女性很容易出現乳房下垂，屬需要預防乳房下垂的重點人群。

日常生活調養

1. 坐時應保持上身挺直，挺胸收腹，伸直腰板；睡覺時應採取側臥和仰臥的睡姿，不要俯臥；走路時背部應挺直，做到抬頭、挺胸、收腹、提臀。
2. 經常進行挺拔胸部的鍛煉，如在兩腋下各夾一本書，雙手向前抬至平舉，堅持到手臂發痠或書本掉落為止。
3. 運動時穿戴合適的運動內衣，尤其是在進行跑步、跳繩等劇烈運動時。
4. 合理安排一日三餐，適量攝入蛋白質、脂肪、維他命 B 族、鉻、鎂、鈣等有益乳房挺拔的營養素。

偏方

黃精，又名老虎薑、雞頭參。《神農本草經》中記載：「（黃精）寬中益氣，使五臟調良，肌肉充盛，多年不老，顏色鮮明，發白更黑，齒落更生」。

將黃精與鱔魚一起烹調食用，可以補充蛋白質、多不飽和脂肪酸、維他命 B 族、鈣、磷、鐵、膠質等營養物質，能夠有效預防乳房下垂，使胸部曲線更加迷人。

使乳房更加豐滿挺拔

黃精鱔片

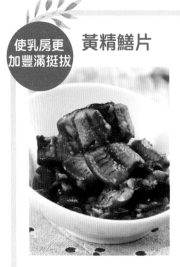

材料

黃精 10 克，鱔魚 600 克，薑末、黃酒、生粉水、鹽、白糖、胡椒粉、麻油各適量。

做法

1. 將黃精用溫水洗淨，剁成細蓉，再用鹽、胡椒粉、白糖、黃酒、生粉水調成汁；將鱔魚處理洗淨，切成薄片。
2. 向鍋中加油燒熱，下鱔魚片爆炒，快速滑散，下薑末翻炒，倒入調好的芡汁，淋上麻油即可。

❶ 特別提示

此菜比較滋膩，容易助生濕邪，因此咳嗽多痰者不宜食用。

● 乳房下垂真難看，合十美胸操讓「小白兔」挺起來

症狀

　　女性乳頭的水平位置位於乳房下皺襞之下，嚴重影響女性形體美與個人魅力，還會影響心理健康，形成自卑心理。

日常生活調養

1. 午休時避免趴着睡覺，以免影響乳房的血液循環，使下垂程度更嚴重。
2. 洗澡時控制好水溫，不宜過熱，以免導致皮膚乾燥、鬆弛，加重乳房下垂。此外，洗澡時也不能用噴頭直接噴洗乳房。

偏方

　　合十美胸操十分簡單，功效卻非常強大，可以有效提升乳頭的水平位置，改善乳房外擴的缺點，幫助有乳房下垂煩惱的女性改變胸部曲線，使乳房更加集中、挺拔。

改善乳房下垂

合十美胸操

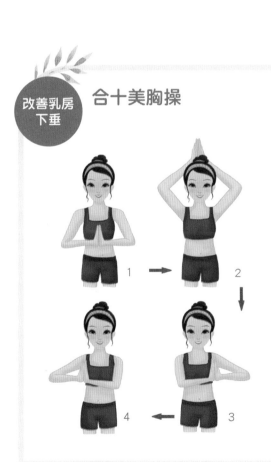

1　→　2
↓
4　←　3

動作要領

1. 雙手合十，手臂呈水平狀位於胸前正中位置，使手臂與手掌保持垂直狀態。
2. 手掌慢慢地伸向頭頂，再慢慢地落回胸前，恢復到上一步的姿勢。
3. 手掌慢慢地向左平移至極限，再平移至胸前正中位置；接着將手掌慢慢地向右平移至極限，再平移至胸前正中位置。
4. 重複前 3 步的動作，堅持 5 分鐘。

❶ 特別提示

此操不宜動作太快，每個動作都應緩慢進行。

乳頭不適

乳頭由緊密的平滑肌和結締組織組成，具有哺乳的功能，也是重要的性感帶。乳頭出現不適，不僅影響美觀，還會給未來的母乳餵養帶來麻煩。

● 乳頭和乳暈的顏色深，自製玫瑰乳貼還你少女般粉嫩

症狀

很多女性的乳頭和乳暈的顏色會變深、變黑，遺傳、內分泌失調、性成熟等皆可導致乳頭和乳暈表皮組織黑色素沉着，使原本粉嫩的顏色變深、變黑。

日常生活調養

1. 負面情緒會影響內分泌系統，導致內分泌失調，進而加深乳頭和乳暈的顏色，因此，平時應保持美麗的心情，讓自己充滿正能量。
2. 不要經常撫弄乳頭，以免使其變得更黑。
3. 積極治療內分泌疾病，不僅可以改善乳頭、乳暈的顏色，還可以淡化面部的黃褐斑。

偏方

玫瑰，性溫，味甘微苦，含有豐富的多種維他命，食之可行氣解鬱、和血止痛、疏肝散瘀，外敷可以使皮膚變得更白、更水嫩。用新鮮的玫瑰花做成玫瑰乳貼，可以有效淡化已經變深變黑的乳頭和乳暈的顏色，幫助乳頭和乳暈恢復少女般粉嫩。

淡化乳頭和乳暈的顏色

玫瑰乳貼

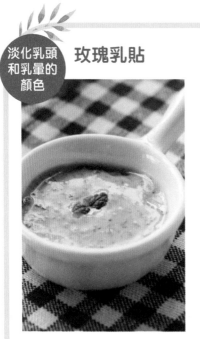

材料

檸檬1片，玫瑰花10片，乳酪適量，面膜紙1張。

做法

1. 將乳頭和乳暈用溫水洗淨，用檸檬片擦一遍。
2. 將玫瑰花放入水中浸泡5分鐘，洗淨後切碎，搗成泥，加適量乳酪攪拌均勻，呈糊狀。
3. 將面膜紙剪成中間有小洞的圓形，將玫瑰糊均勻地塗在圓形面膜紙的一面。
4. 再次洗淨乳頭和乳暈，貼上面膜紙，用棉簽在乳頭周圍塗上玫瑰糊，15分鐘後洗淨即可。

❗ 特別提示

每天睡前使用，經期停用，堅持2～3個月。

女性常見病特效秘方偏方

● 乳頭內陷非小事，手法牽拉治療越早越好

症狀

乳頭內陷是指乳頭不能正常地凸出，反而向內凹陷的現象，輕度乳頭內陷者在受到刺激後乳頭可凸出或可擠出乳頭，重度乳頭內陷者則無法將乳頭牽出。

日常生活調養

1. 選擇棉質內衣，內衣不宜過緊，以免擠壓乳頭，這樣可以有效避免發生乳頭內陷的症狀。
2. 睡覺時不宜俯臥，喜歡俯臥的女性應及時糾正，以免誘發或加重乳頭內陷。
3. 若直系女性親屬中有人出現乳頭內陷，應積極預防，從青春期乳房開始發育時就每天堅持輕輕提拉乳頭。

偏方

乳頭內陷不僅會影響乳房的整體美觀，還會給哺乳帶來困擾。因此，如果發現乳頭有內陷傾向，應及時進行手法牽拉，幫助乳頭保持凸出的狀態。

預防乳頭內陷

手法牽拉

操作方法

1. 做好準備工作：用肥皂將雙手清洗乾淨，並且用熱毛巾熱敷一下乳頭。
2. 用一隻手從下面托住乳房，用另一隻手的拇指和食指拉住乳頭，然後輕柔地將乳頭向外牽拉 30 次，再換另一側乳頭牽拉 30 次即可。
3. 每天堅持牽拉兩次。

❶ 特別提示

牽拉乳頭時動作一定要輕柔，不要讓指甲劃傷乳頭；如果乳頭皮膚比較乾燥，應在牽拉前適量塗抹一些潤膚膏或潤滑油。

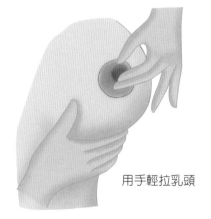

用手輕拉乳頭

乳腺炎

乳腺炎是指乳腺的化膿性感染，常常發生在產後未滿月時、產後 2～4 個月甚至 1 年以上，妊娠期、非哺乳期也可發生此病。

● 急性乳腺炎不可怕，蒲公英金銀花粥能救急

症狀

急性乳腺炎是乳腺的急性化膿性感染，炎症可累及乳腺管和周圍結締組織，出現發熱、乳房局部腫脹疼痛、乳房表面皮膚紅熱等症狀。患者多為產後哺乳期的女性，初產女性尤為多見。

日常生活調養

1. 合理哺乳，未被寶寶吸吮完的乳汁應及時擠出，以免多餘的乳汁瘀積在乳腺小葉中，導致細菌生長繁殖，加重病情。
2. 病情嚴重時應暫停哺乳，並及時將乳汁擠出。
3. 堅持清淡飲食，忌食油膩食物、辛辣食物、燥熱食物，以免生熱化火，導致病情加重。

偏方

蒲公英富含蒲公英醇、蒲公英素、膽鹼、有機酸、菊糖等物質，可以治療熱毒、乳癰、癰腫、瘡瘍、濕熱、目赤、咽痛等症，對於急性乳腺炎、急性結膜炎、急性扁桃體炎、感冒發熱、尿道感染等症有很好的療效。

將蒲公英與金銀花一起煮粥食用，可清熱解毒、消癰散結，適用於急性乳腺炎及疔瘡腫毒初起階段，能夠有效改善急性乳腺炎初期的紅腫熱痛不適。

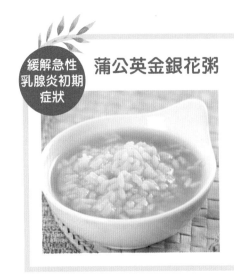

緩解急性乳腺炎初期症狀

蒲公英金銀花粥

材料

蒲公英 15 克，金銀花 10 克，白米 100 克。

做法

1. 將白米淘淨，備用。
2. 將蒲公英、金銀花洗淨，放入鍋中，加適量清水，小火水煎取汁。
3. 將白米放入煎汁中，用大火燒開後轉用小火熬成粥即可。

❶ 特別提示

蒲公英用量不宜過大，否則易引起腹瀉。

●) 瘀積性乳腺炎惹來大麻煩，薏米紅豆粥能解憂

症狀

　　瘀積性乳腺炎常發生在產後 1 周左右，患者會出現體溫偏高、雙乳不同程度脹痛、乳房表面微紅等症狀，按壓乳房時有疼痛感，將乳汁排出後可有效緩解這些不適。

日常生活調養

1. 新媽媽應學習母乳餵養的相關知識，暫停哺乳時應將乳汁及時擠出，避免乳汁瘀積在乳腺中，進一步加重病情。
2. 飲食上應多吃具有清熱、解毒、止痛、通乳作用的食物，如薏米、紅豆、油菜、小白菜、黃花菜等。
3. 忌食辛辣刺激性食物、肥膩食物及冷飲，戒煙戒酒。

偏方

　　薏米，性微寒，味甘淡，入脾、胃、肺經，屬藥食兩用食材，具有健脾祛濕、利水消腫、清熱排膿、舒筋除痹等功效，是常用的利水滲濕藥。

　　紅豆，性平，味甘酸，入心、小腸經，具有行血補血、健脾去濕、利水消腫的功效。此外，紅豆還富含葉酸，因此哺乳媽媽食用可以起到催乳的作用。

　　薏米紅豆粥具有清熱、利濕、通乳等功效，可以幫助瘀積性乳腺炎患者改善乳房脹痛等不適。

清熱解毒利濕通乳

薏米紅豆粥

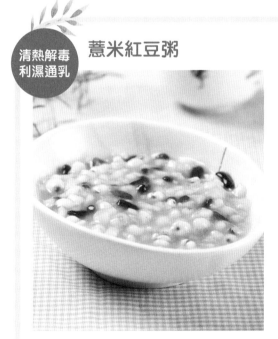

材料

薏米 30 克，紅豆 30 克。

做法

1. 將薏米、紅豆分別洗淨備用。
2. 向鍋中加入適量清水，倒入薏米、紅豆和適量清水，用大火燒開 5 分鐘後轉用小火繼續煮 30 分鐘即可。

❗ 特別提示

此粥應分兩次溫熱食用，每日1劑。

● 乳腺炎帶來紅腫疼痛，木耳絲瓜湯就是止痛藥

症狀

　　化膿性乳腺炎患者會突發高熱，往往還伴有寒戰，乳房局部皮膚出現紅點或紅線，同時形成乳房膿腫，觸摸時會疼痛。

日常生活調養

1. 保持乳房清潔衛生，尤其要做好乳頭的保護工作，並且及時更換棉質內衣。
2. 多吃青瓜、綠豆、蓮藕、番茄、梨、香蕉等新鮮蔬果；多吃清熱、散結、通乳的食物，如鯽魚、黃花菜、絲瓜、苦瓜、馬齒莧、金銀花、魚腥草等。
3. 保持心情舒暢，避免情緒過於激動、焦慮、緊張。

偏方

　　絲瓜，性平，味甘，入肝、胃經，具有清熱解毒、通經絡、行血脈、抗癌等功效，能夠有效改善因乳汁不下引起的乳房脹痛。

　　木耳，性平，味甘，入胃、大腸經，可止血止痛、補血活血、潤肺降壓、抗凝血。

　　將絲瓜和木耳一同煮湯食用，可起到活血通絡、行氣止痛的作用，能夠幫助化膿性乳腺炎患者緩解乳房脹痛等不適。

活血通絡 行氣止痛

木耳絲瓜湯

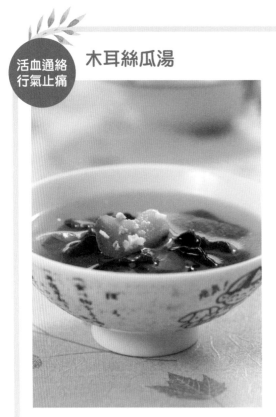

材料

木耳 150 克（已泡發），絲瓜 100 克，薑末、鹽各適量。

做法

1. 將絲瓜去皮，去蒂，洗淨，切成滾刀塊；將木耳去蒂，洗淨，撕成小朵。
2. 將油鍋燒熱，炒香薑末，放入木耳翻炒均勻，加清水煮沸，轉中火煮 5 分鐘。
3. 將絲瓜塊放入鍋中，煮 8 分鐘，加鹽調味即可。

❶ 特別提示

絲瓜和木耳也可做成炒菜食用，但不宜多加調味品，宜少油少鹽。

乳腺增生

乳腺增生是內分泌激素代謝失衡引發的女性常見乳腺疾病，多發生於 25～50 歲的女性。主要表現為單側或雙側乳房出現多個大小不一的腫塊，感覺乳房脹痛，這種脹痛感在經前尤為明顯，經後則減輕或消失。

● 輕度增生無須吃藥，橘核橘絡泡茶喝

症狀

腫塊形狀以片塊狀為主，活動性好，與周圍組織無黏連；月經前或行經期會出現乳房腫痛，經後腫痛大多會自行消失；心情欠佳，易出現精神抑鬱、心煩易怒等負面情緒。

日常生活調養

1. 保持心情愉悅，做到少生氣、少糾結。
2. 改變不良生活規律，做到早睡早起，儘量不熬夜，每天睡足 7～8 小時的養生覺。
3. 每 3～6 個月到乳腺專科進行 1 次複查，40 歲以上的女性還需要在乳房彩超檢查的基礎上增加乳房鉬靶檢查。

偏方

乳房出現了輕度增生，可以通過飲用橘核橘絡茶來改善脹痛、腫塊、心情不佳等不適症狀。橘核就是我們吃橘子時吐掉的種子，橘絡即橘子皮內層的白色筋絡，它們看似百無一用，其實是很好的兩味中藥。橘絡可通經絡、舒氣、化痰、燥胃去穢、和血脈，橘核可理氣、散結、止痛，主治乳癰、乳癖、疝氣疼痛、睾丸腫痛，兩者同時泡茶飲用可起到疏肝理氣、散結通絡的功效，有效地緩解乳腺增生帶來的多種不適。

**散結通絡
疏肝止痛**

橘核橘絡茶

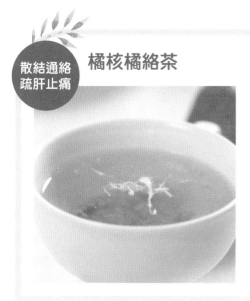

材料

鮮橘絡 5 克，橘核 15 克。

做法

將橘核壓碎，連同鮮橘絡一同放入杯中，沖入適量開水，蓋上杯蓋焗泡 10 分鐘，代茶飲用即可。

❗ 特別提示

體虛者不宜多飲此茶。

● 乳腺增生又脹又痛，香附餅貼敷是大救星

症狀

　　單側或雙側乳房脹痛，以一側偏重多見，疼痛嚴重者不可觸碰；大多數患者的脹痛具有週期性，月經前期發生或加重，月經後減輕或消失，亦可隨情緒變化、工作強度及天氣變化而波動；脹痛不局限於乳房，可向同側腋窩或肩背部放射。

日常生活調養

1. 不濫用激素，堅持低脂、高纖維飲食，充足攝入維他命 B 族、維他命 C、鈣、鎂等營養素。
2. 每天堅持熱敷乳房，可以有效緩解脹痛感。

秘方

　　想要告別又脹又痛的不適感，我們需要找一味中藥來幫忙，它就是香附子。香附，原名莎草，《唐本草》始稱其為香附子，性平，味辛，入肝、脾、三焦經，是疏肝解鬱、調經止痛、理氣寬中的良藥，常用於治療乳房脹痛、胸脅脹痛、月經不調、經閉痛經、脘腹痞悶等病症。

　　將香附子用陳酒與米醋炮製成餅，外敷於脹痛處，可起到消脹止痛的功效，尤其適合肝鬱痰凝引發的乳腺增生患者使用。

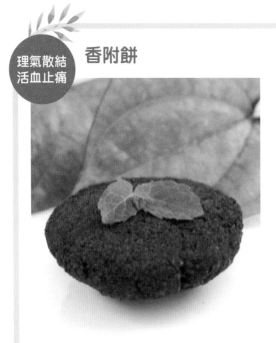

理氣散結 活血止痛

香附餅

材料

香附子 120 克，陳酒、米醋各適量。

做法

1. 將香附子研成細末，加適量陳酒、米醋拌濕，搗爛後製成餅，備用。
2. 將制好的香附餅放入鍋中蒸熟。

貼敷法

將蒸好的香附餅放至溫熱，外敷於乳房脹痛處，每日 1 次。乾燥後複蒸，輪流外敷患處。每劑可用 5 天，5 天後換藥再敷。

❗ 特別提示

氣虛、陰虛者應慎用。

● 增生腫塊難消除，試試海帶排骨湯

症狀

　　單側或雙側出現腫塊，常為多發性；大小和質地一般會隨着月經週期變化，月經前增大、變硬，月經後期變為韌而不硬；觸摸時腫塊可推動，會感覺疼痛。

日常生活調養

1. 消除乳房腫塊最簡單直接的方法是開心—保持開朗、樂觀、淡然的心情，可以有效預防乳腺在雌激素的刺激下繼續增生。
2. 多吃新鮮的蔬菜和水果，增加黃豆及豆製品的攝入量；少吃肥豬肉、五花肉、肉皮、動物內臟等高脂肪食物；不吃保健品，以免雌激素攝入過多加重病情；戒煙，儘量不飲酒，不吃辛辣刺激性食物。
3. 保持和諧的性生活，刺激孕激素分泌，幫助增生的乳腺逐漸復原。

偏方

　　如果已經確診乳房腫塊是由乳腺增生引起的，即使平時沒有疼痛感，也應及時將其消除，以免病情繼續惡化，影響生活質量。

　　海帶具有軟堅、消癭瘤結核、攻寒熱痰疝、通噎膈等功效，同時有助於糾正內分泌失調，與排骨一起燉湯食用有助於乳腺增生的腫塊消退、疼痛消除。

縮小腫塊

海帶排骨湯

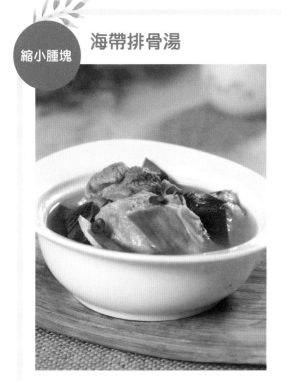

材料

海帶 50 克，豬排骨 200 克，鹽適量。

做法

1. 將海帶洗淨，切段；將豬排骨洗淨，切塊，去血水。
2. 將海帶和排骨一起下鍋，加適量清水，用大火煮沸後改用小火繼續燉煮，煮至湯濃肉爛，用鹽調味即可。

❗ 特別提示

海帶不可過量食用，以免誘發碘源性甲亢。

乳腺癌

乳腺癌是乳腺導管上皮發生的惡性腫瘤，屬女性常見的惡性腫瘤，99% 的患者為女性，男性患者僅佔 1%。

● 預防乳腺癌，蘆筍椰菜花是最好的保護傘

症狀

乳腺癌的發生與遺傳、年齡、生育史、乳腺疾病史皆有關係，有乳腺癌家族史的女性、高齡女性、30 歲以後才首次懷孕或從未懷孕的女性、曾經患有良性乳腺疾病的女性是乳腺癌的高發人群，應積極預防乳腺癌。早期乳腺癌往往不具備典型的症狀和體徵，隨着病情的發展，會出現乳腺腫塊、乳頭溢液、乳房皮膚「酒窩症」、乳頭回縮、腋窩淋巴結腫等典型體徵。

日常生活調養

1. 積極治療乳腺增生、乳腺炎、乳腺纖維腺瘤等良性乳腺疾病。
2. 養成良好的生活習慣，保持輕鬆愉悅的心情，堅持運動鍛煉，積極參加社交活動。
3. 不亂用外源性雌激素，維持內分泌系統平衡。
4. 保持良好的飲食習慣，做到飲食均衡、清淡少鹽，多吃新鮮、天然的食物，少吃過度加工、含有多種添加劑的食物。

偏方

椰菜花的營養比一般蔬菜豐富，它所含的索弗拉芬可以刺激細胞製造 II 型酶，這種活性酶具有非常強的抗癌作用，可以降低胃癌、直腸癌、乳腺癌等多種癌症的發病率。

將椰菜花與同樣有抗癌防癌功效的蘆筍一起煮湯食用，可以增強機體免疫力，排出體內毒素，有效預防乳腺癌等惡性腫瘤。

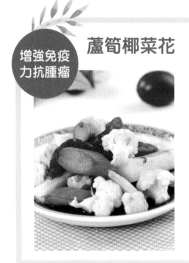

增強免疫力抗腫瘤

蘆筍椰菜花

材料

山藥 200 克，椰菜花、蘆筍、番茄各 150 克，上湯、薑片、麻油、鹽各適量。

做法

1. 將番茄洗淨，去皮，切塊；將山藥去皮，切成條狀；將蘆筍洗淨，切段；將椰菜花洗淨，切成小朵。
2. 將山藥、椰菜花、蘆筍、番茄、薑片放入上湯中煮 15 分鐘，關火，食用前加入麻油、鹽調味即可。

❗ 特別提示

椰菜花切好後不宜久放，烹調時間也不宜過長，以免抗癌成分嚴重損失。

● 提高生存質量，常喝靈芝山藥飲

症狀

乳腺癌患者會出現乳房腫塊、乳頭溢液、乳頭和乳暈異常、腋窩淋巴結腫大等症狀，隨着病情的發展，患者還會伴有消化不良、失眠、大小便異常等不適，嚴重影響生存質量。

日常生活調養

1. 保持樂觀、平和的心態，抱着「既來之則安之」的淡然心情，勇敢地與癌細胞鬥爭到底。
2. 遠離一切垃圾食品，如燒烤、臘肉、香腸、熏魚、薯片、炸雞、植物奶油等；少吃辛辣刺激性食物、肥膩甘厚食物及冷飲；服用補藥和保健品時應遵照醫囑。
3. 學習養生知識，做到「起居有時」、「不時不食」和「順時養生」。

偏方

靈芝，具有補益五臟、固本扶正、滋補強壯、堅益關節筋骨、延年益壽等功效，常用於治療消化不良、咳嗽、氣喘、虛勞、失眠等症狀。

《本草綱目》中記載：「（山藥）益腎氣，健脾胃，止瀉痢，化痰涎，潤皮」，常用於治療脾胃虛弱、腰膝痠軟、腎氣虧耗、倦怠乏力等症狀。

靈芝山藥飲不僅可以調理五臟、改善睡眠質量，還可以提高機體免疫力、預防感冒、防癌抗癌。乳腺癌患者食用靈芝山藥飯可以有效緩解癌症帶來的多種不適。

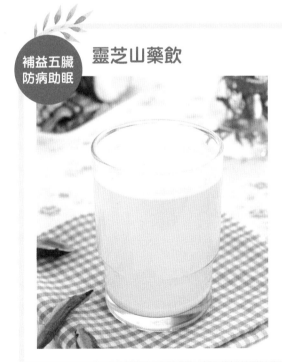

補益五臟 防病助眠

靈芝山藥飲

材料
靈芝片 25 克，山藥 50 克。

做法
1. 將山藥洗淨，去皮後切成小塊。
2. 將靈芝片洗淨，切成小丁，與山藥塊一起放入鍋中，加適量水煮至山藥熟爛，取汁飲用。

❗ 特別提示
煮靈芝時不能用銅、鋁、鐵鍋（化學性質不穩定），可以用不銹鋼鍋或陶瓷鍋。

● 術後體質虛弱易生病，西蘭花炒海參讓你元氣滿滿

症狀

乳腺癌患者經過外科手術、放療、化療等治療後，雖然病情得到了控制，但身體變得十分虛弱，免疫力也大幅下降，出現容易生病、睡眠不佳、氣血不足、食慾不振等不適。

日常生活調養

1. 術後宜靜養，不能勞累，保持心情愉悅。
2. 術後飲食應清淡、少鹽、易消化；大多數患者會出現食慾不振的狀況，所以飲食不僅需要營養豐富，還要做到色香味俱全。
3. 儘量避免過多接觸人群，少去人群繁雜的公共場所，以免誘發各種感染。

偏方

海參有「海中人參」的美稱，能夠提高機體免疫力，增強患者對放療和化療的耐受性，降低手術後感染的概率，加速傷口癒合，因此特別適合免疫力低下、腰痠乏力、小便頻數、身體虛弱的女性食用。

西蘭花含有豐富的維他命 A、維他命 C、硒、蘿蔔硫素、膳食纖維等營養物質，經常食用可以起到阻止癌前病變細胞形成、抑制癌腫生長、幫助癌變細胞修復為正常細胞的作用。

西蘭花炒海參具有防癌抗癌、提高免疫力的功效，可以幫助乳腺癌患者緩解術後出現的容易生病、精神欠佳等症狀。

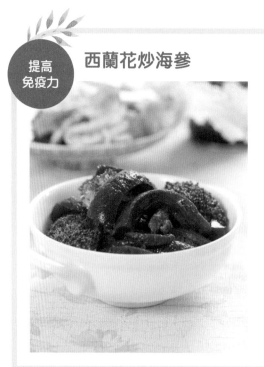

提高免疫力

西蘭花炒海參

材料

海參（已浸發）250 克，西蘭花 200 克，蔥、薑、鹽各適量。

做法

1. 將海參處理乾淨，切成片；將西蘭花洗淨，撕成小朵，焯水；將蔥、薑洗淨後切片備用。
2. 向鍋中加入適量油，燒熱後下蔥、薑片熗鍋，待香氣四溢後倒入海參片、西蘭花，翻炒至九成熟，加適量鹽調味，再次翻炒均勻即可。

❗ 特別提示

感冒、咳嗽、氣喘、便溏時不宜食用此菜。

Chapter 2

私處保養特效方
讓秘密花園絢爛綻放

女性特殊的生理特徵使得私處更容易被感染，誘發陰道炎、尿道感染等疾病，私處感染還大大增加了罹患子宮頸炎、盆腔炎的機率。守護好私處，遠離各種炎症，才能讓秘密花園絢麗綻放！

帶下症

帶下症指的是白帶分泌出現了異常，在顏色、氣味、黏稠度等方面發生了改變。

● 白帶量多全身疲倦，快喝白果烏雞湯

症狀

女性白帶分泌量增多、質地黏稠、無味，伴有面色蒼白、四肢不溫、全身疲倦等不適感。中醫認為這些症狀都根源於脾虛，因此治療的重點是健脾止帶。

日常生活調養

1. 保持私處衛生，每天用溫水從前向後清洗私處，並且養成每天更換內褲的習慣。
2. 日常飲食應多吃健脾養胃的食物，如蓮子、山藥、板栗、烏雞等；忌食刺激性食物、肥厚甘膩食物及冷飲，以免加重脾虛症狀。
3. 節制房事，不可縱慾過度。

偏方

烏雞，具有滋陰清熱、補肝益腎、健脾止瀉等功效，常用於治療氣血不足、崩中帶下、月經不調等症。白果具有斂肺氣、定痰喘、止帶濁、止泄瀉、縮小便等功效，可用於治療帶下白濁、小便頻數等症狀。

白果烏雞湯具有健脾止瀉、止帶養血、溫經祛瘀的功效，尤其適合由脾虛引起的帶下症患者食用，可以有效緩解白帶量多、易疲倦、手腳發涼等不適。

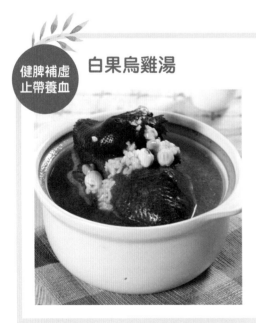

健脾補虛 止帶養血

白果烏雞湯

原料

烏雞 1 隻（約 500 克），蓮子 30 克，糯米 15 克，白果 10 枚，胡椒、鹽各適量。

做法

1. 將烏雞去毛、內臟，洗淨；將蓮子、糯米洗淨。
2. 將白果、蓮子肉、糯米、胡椒裝入雞腹腔內，封口，放至燉盅內並加蓋。
3. 隔水用小火燉 2 ～ 3 小時，至烏雞肉熟爛，加鹽調味。

❶ 特別提示

白果有小毒，不宜生食、過量食用。

◐ 外陰痕癢反復發作，蒲公英煮水熏洗能止癢

症狀

　　私處是非常敏感的部位，白帶長期分泌過多會導致私處一直處於潮濕狀態，很容易滋生細菌，誘發炎症，出現外陰痕癢的症狀。

日常生活調養

1. 講究衛生，勤換內褲；每天清洗私處，尤其是房事前後，以免誘發感染。
2. 保持心情愉悅，堅持運動鍛煉，增強機體免疫力。
3. 關愛身體，及時到醫院進行婦科檢查，尋求婦科醫師的幫助。

秘方

　　蒲公英屬藥食兼用的植物，對於胃炎、肝炎、膽囊炎、上呼吸道感染、尿道感染及婦科炎症皆有輔助治療效果。

　　金銀花含有肌醇、皂苷、黃酮、鞣質、忍冬黃素、木樨草黃素等物質，具有較強的抑菌功效，可以改善多種炎症引發的不適症狀。

　　將蒲公英、金銀花、野菊花、紫花地丁、天葵子煮水熏洗私處，可以起到清熱解毒、抑菌止癢的作用，幫助外陰痕癢患者緩解羞澀的尷尬。

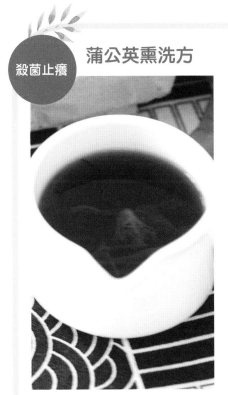

殺菌止癢

蒲公英熏洗方

中藥組方

蒲公英 15 克，金銀花、野菊花、紫花地丁、天葵子各 10 克。

做法

1. 將所有藥材放入砂鍋中，加適量清水浸泡 15 ～ 30 分鐘。
2. 用大火將水燒開，然後轉小火繼續熬煮 30 分鐘即可。

熏洗方法

將煮好的藥汁倒入盆中，先用蒸氣熏私處，待水溫降至 40℃左右時用藥汁直接沖洗痕癢部位即可；每天 1 次，連續熏洗 10 天。

❗ 特別提示

如果外陰痕癢是由陰道炎、子宮頸炎引起的，可以在每個月月經後用無針頭的注射器吸取藥汁，然後將其插入陰道口進行注射沖洗。

陰道炎

陰道炎是陰道黏膜及黏膜下結締組織的炎症，屬婦科常見疾病，各年齡段均可發病。臨床上常見的陰道炎有細菌性陰道病、真菌性陰道炎、滴蟲性陰道炎、老年性陰道炎。

● 防治細菌性陰道炎，綠豆馬齒莧湯最有效

症狀

細菌性陰道炎的典型症狀是不同程度的外陰瘙癢，同時可伴有白帶分泌明顯增多，白帶有特殊的魚腥臭味並且呈灰白色、乳黃色或灰黃色的稀糊狀。

日常生活調養

1. 吸煙、飲酒都會加重陰道炎的症狀，應積極戒煙戒酒，含酒精的食物同樣不宜食用。
2. 多吃新鮮的蔬菜和水果，多喝水，預防便秘，防止合併尿道感染。
3. 勤換內褲，每次清洗內褲後用開水進行殺菌處理。

偏方

馬齒莧被稱為「天然抗生素」，它富含的生物鹼和黃酮類化合物，具有良好的抑菌作用，可清熱解毒、利水去濕、散血消腫，常用於治療赤白帶下、熱毒瀉痢、癰腫瘡癤、崩漏、痔血、濕癬等症。

綠豆，性涼，味甘，入心、胃經，具有清熱解毒、消暑利尿的功效。

綠豆馬齒莧肉湯具有清熱解毒、止癢止帶的食療功效，可以幫助細菌性陰道炎患者緩解外陰瘙癢、白帶異味、尿急尿痛等不適症狀。

清熱解毒 止癢止帶

綠豆馬齒莧肉湯

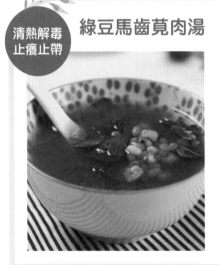

原料

綠豆 150 克，馬齒莧 200 克，瘦豬肉 150 克，蒜 4 粒，鹽適量。

做法

1. 將綠豆洗淨，將瘦豬肉洗淨切成小丁；將馬齒莧洗淨，切成小段；將蒜拍碎，備用。
2. 向砂鍋中加入適量清水，倒入綠豆煮約15 分鐘。
3. 將其他材料放入砂鍋中，再煮約 1 小時至瘦豬肉軟熟，加鹽調味即可。

❗ 特別提示

此湯不宜久服。

● 惹上真菌性陰道炎，用苦參五物湯來熏洗

症狀

　　真菌性陰道炎最常見的症狀是白帶明顯增多，呈片塊狀或凝乳狀，陰道黏膜高度紅腫，外陰和陰道出現痕癢灼熱感，有的患者還會出現排尿困難、外陰地圖樣紅斑。

日常生活調養

1. 不宜經常沖洗陰道，以免破壞陰道內環境，引起菌群失調。
2. 不宜經常穿着緊身牛仔褲、連褲襪。
3. 大便後的擦拭方向應為從前向後，以免將肛門處的念珠菌帶至陰道，加重真菌性陰道炎的症狀。
4. 每天堅持喝酸奶，經過 7 ～ 14 天後，女性陰道中可以分離出乳酸桿菌，有助於將陰道菌群調整到正常狀態。

秘方

　　苦參，性寒。味苦，具有清熱、燥濕、殺蟲、利尿的功效。黑面神，性涼，味微苦，可清熱祛濕、活血解毒，是治療陰道炎、慢性支氣管炎、皮炎、濕疹等疾病的良藥。

　　將苦參、黑面神、大飛揚、地膚子、細葉香薷與蛇床子一起煮水熏洗私處，可以起到清熱止癢、殺蟲抑菌的作用，有益緩解真菌性陰道炎引起的痕癢、灼熱、白帶異常等症狀。

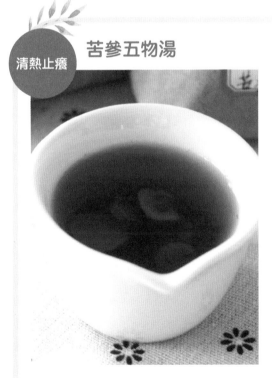

清熱止癢

苦參五物湯

中藥組方

黑面神、苦參各 30 克，大飛揚、地膚子、細葉香薷各 15 克，蛇床子 20 克。

做法

1. 將所有藥材放入砂鍋中，浸泡 20 分鐘左右。
2. 用大火將水燒開後轉小火，繼續煎煮 15 分鐘，濾去藥渣即可。

熏洗方法

將藥汁倒入盆中，先熏後洗患處；每天早晚各 1 次，連用至痊癒即可。

❶ 特別提示

此湯對於其他類型的陰道炎也有一定的療效。

● 治療滴蟲性陰道炎，百部烏梅湯是妙藥

症狀

　　滴蟲性陰道炎可導致稀薄的泡沫狀白帶增多、顏色發黃，陰道口及外陰瘙癢，有時還會出現灼熱、疼痛等不適感，陰道黏膜充血，若尿道口發生感染還會伴有尿頻、尿痛。

　　滴蟲性陰道炎是由寄生在人體生殖系統裏的陰道毛滴蟲引起的炎症，主要通過性交傳播，具有傳染性，患者應積極治療。

日常生活調養

1. 多吃富含維他命 B 雜的食物，如小麥、糙米、燕麥、豆腐、雞肉、牛奶等；多吃可以抗菌殺蟲的食物，如大蒜、洋蔥、馬齒莧、馬蘭頭等；忌食辛辣刺激性食物、甜膩食物及海鮮。
2. 不要不遵從醫生叮囑隨便服用抗生素，提高免疫力應從飲食、運動、規律生活入手。

秘方

　　百部，性微溫，味甘苦，入肺經，可潤肺、下氣、止咳、殺蟲，《本草新編》中記載百部殺蟲而不損耗氣血，是最適合人體使用的殺蟲藥物，常用於治療陰部瘙癢、咳嗽等症。

　　百部烏梅湯具有清熱、利濕、殺蟲的功效，可以改善滴蟲性陰道炎患者的多種不適症狀，尤其適合濕熱型滴蟲性陰道炎患者食用。

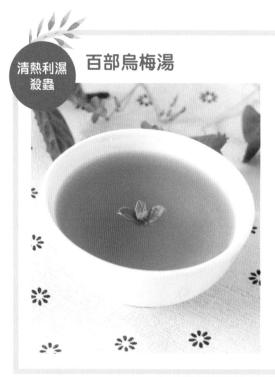

清熱利濕殺蟲

百部烏梅湯

原料

百部 15 克，烏梅 30 克，白糖適量。

做法

1. 將百部、烏梅放砂鍋中，加 3 碗清水，煎煮至 1 碗水。
2. 濾去藥渣，加入白糖繼續煮沸，盛出，放至溫熱即可。

❗ 特別提示

此湯應分 2 或 3 次喝完，每日 1 劑，連喝 3 ～ 5 日。

● 老年陰道炎須重視，淮山魚鰾肉湯趕走不適

症狀

　　老年性陰道炎不屬性傳播疾病，病因為肝腎不足或脾虛濕熱，患者會出現陰道分泌物增多、外陰瘙癢灼熱、陰道黏膜萎縮等症狀，感染侵犯尿道時還會出現尿頻、尿急、尿痛等不適感。

日常生活調養

1. 每天用含 1% 乳酸或醋酸的溫水清洗外陰，直至症狀消失。
2. 多吃健脾、補腎的食物，如板栗、山藥、核桃、蓮子、茯苓等。
3. 每天用清水從前向後清洗外陰，不宜用熱水燙洗，香皂、沐浴液等應少用。

偏方

　　淮山，性平，味甘，入脾、肺、腎經，具有健脾補肺、益胃補腎、固腎益精的功效，老年人經常食用還可以緩解失眠、預防心腦血管疾病，起到延年益壽的食療作用。

　　魚鰾，性平，味甘，入腎經，可補腎益精、滋養筋脈、止血散瘀，常用於治療腎虛滑精、產後風痙、破傷風、血崩、痔瘡等症。

　　淮山魚鰾肉湯具有滋陰補腎、澀精止帶的作用，可輔助治療腎陰虛型老年性陰道炎，產後血虛眩暈的女性食用也可有效緩解不適症狀。

滋陰補腎 澀精止帶

淮山魚鰾肉湯

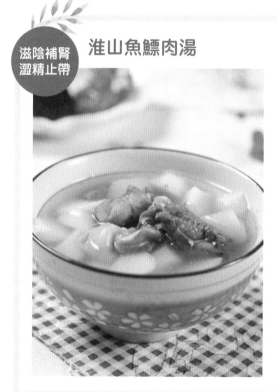

原料

淮山藥 30 克，瘦豬肉 250 克，魚鰾 15 克，鹽適量。

做法

1. 將淮山藥、瘦豬肉洗淨，切塊；將魚鰾用水浸發，洗淨，切絲，備用。
2. 將全部用料放入鍋中，加適量清水，用武火煮沸後轉用文火煲 2 小時，加適量鹽調味即可。

❗ 特別提示

泡發魚鰾時忌與煮蝦、蟹的水接觸，以免沾染異味，最後影響湯的味道。

性事不諧

美好的性生活是夫妻生活的重要組成部分，既能滿足人類生存和繁衍的需要，也可增進夫妻感情、紓緩生活壓力。性生活不和諧，不僅影響夫妻之間的互動，嚴重時還會造成孕育困境。

● 陰道乾澀別羞澀，黑豆板栗紅棗湯讓房事更和諧

症狀

正常情況下，女性在性興奮時陰道會出現來自子宮頸、陰道壁、前庭大腺的分泌液，使陰道更加潤滑，為順利進行性生活做好充足的準備。然而，由於肝腎虛衰、陰血虧損、內分泌失調、精神因素等原因，陰道中的分泌物變得十分稀少甚至完全沒有，出現陰道乾澀、性交疼痛等不適。

日常生活調養

1. 保持愉悅輕鬆的心情，無法控制焦慮、緊張情緒時可以吃些疏肝解鬱、安神鎮靜的食物來改善心情，如牛奶、小米、蓮子、銀耳、金橘、佛手、玫瑰等。
2. 性生活需要前戲，待雙方感情充沛後再開始。
3. 不宜經常沖洗陰道，清洗外陰時宜用清水沖洗，以免加劇陰道乾澀。

偏方

中醫認為豆乃腎之穀，黑色屬水，水走腎，因此黑豆是補益腎臟的佳品。此外，黑豆還含有豐富的大豆異黃酮，經常食用可以起到調節雌激素、改善內分泌失調的作用。

黑豆板栗紅棗湯具有補腎滋陰的食療作用，可以緩解由肝腎虛衰、陰血虧損、內分泌失調引發的陰道乾澀。

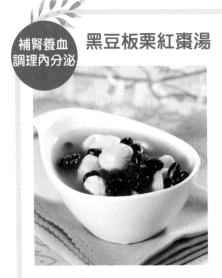

補腎養血 調理內分泌

黑豆板栗紅棗湯

原料

黑豆 80 克，板栗 100 克，紅棗 4 枚，冰糖少許。

做法

1. 將黑豆洗淨，用清水浸泡 3 ～ 4 小時；將板栗洗淨，去殼，取肉；將紅棗洗淨，去核。
2. 將湯鍋置於火上，放入黑豆、板栗肉和紅棗，加適量清水，用大火燒開，再轉小火煮 30 分鐘，加冰糖煮至化開即可。

❶ 特別提示

消化不良的女性不宜多食此湯，患有糖尿病的女性食用時可不加冰糖。

◖● 陰道鬆弛性趣少，5 分鐘提肛運動重塑緊致

症狀

陰道的緊致程度與婚姻、生育、年齡皆有關係，隨着性生活的增加、順產、年齡的增長，陰道的彈性纖維開始斷裂，出現陰道鬆弛的生理狀況。順產女性、中老年女性是陰道鬆弛的主要人群。

陰道彈性纖維斷裂，陰道變得鬆弛，不但影響性生活的質量，還會對女性健康造成影響，這是因為鬆弛的陰道可導致陰道口擴張、陰道壁變脆變薄，更容易被病菌入侵，誘發各種婦科炎症。

日常生活調養

1. 走路時以「貓步」步態行走，可以使陰部肌肉得到鍛煉，改善陰道鬆弛。
2. 小便時可以在中途暫停排尿，稍候再繼續排尿，如此「暫停—繼續」重複幾次，長期堅持能夠加強陰道四周肌肉的張力，使陰道變窄。

偏方

提肛運動通過有規律地向上提收肛門來充分鍛煉盆腔肌肉，能夠改善尿頻、尿失禁、便秘、痔瘡、脫肛、陰道鬆弛等症狀。提肛運動分為站式、坐式、踮腳式、坐立式、夾腿式和屈膝式數種，不受時間和場地限制，簡單實用、方便操作，在工作間歇也可以進行。

鍛煉盆腔肌肉

屈膝式提肛運動

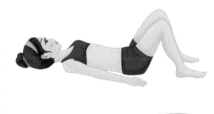
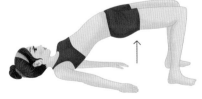

動作要領

1. 仰臥在床上，身體放鬆。
2. 兩腳分開，與肩同寬，屈起膝蓋，兩臂自然放於身體兩側。
3. 利用腰部的力量將臀部抬起，保持自然呼吸。
4. 吸氣時提肛縮腹，收緊臀部肌肉，保持1秒鐘，然後呼氣時放鬆肛門，重複提起、放鬆動作，直到腰部的力量無法支撐臀部為止，恢復到動作2的狀態。
5. 休息半分鐘後，繼續重複動作3、4。
6. 每天提肛3或4次，每次20～40下，堅持3個月。

❶ 特別提示

提肛運動貴在堅持，剛開始時可以根據自己的承受能力減少提肛的數量，然後逐漸增加到參考數量。

● 性慾缺乏不用愁，吃韭菜炒蝦仁召回性致

症狀

性慾缺乏即性冷淡，女性對性生活不感興趣，在夫妻生活中沒有反應或者快感反應不足，缺乏高潮體驗，有的女性還會對性生活產生厭惡、抵觸或恐懼心理。

日常生活調養

1. 性生活時，女性應與伴侶互相配合，共同實現性和諧的目標，讓性生活成為美好生活的一部分。
2. 學會化解生活和工作中的壓力，不要將這種壓力帶到床上，以免影響性生活質量和夫妻感情。
3. 在醫生的指導下積極治療誘發性冷淡的疾病，提高性生活質量。

偏方

性冷淡的形成與氣鬱、痰阻、精虧、氣血不足等因素有關，想要提高性趣，在日常飲食中就應適量增加具有解鬱、益腎、補氣、養血功效的食物，如蝦仁、羊肉、牡蠣、蛤蜊、韭菜。

韭菜是血中行氣之藥，經常食用可補腎助陽、健脾暖胃。蝦仁可補腎壯陽、養血固精，它富含的鋅元素、碘元素對於性保健具有非常顯著的作用，可以防治性功能減退、性慾缺乏。

韭菜炒蝦仁具有補腎、養血、行氣的作用，性慾缺乏的女性食用可以有效提高性趣，有生育需求的女性食用還可以提高卵子質量，有益於孕育更加優秀的寶寶。

補腎行氣養血

韭菜炒蝦仁

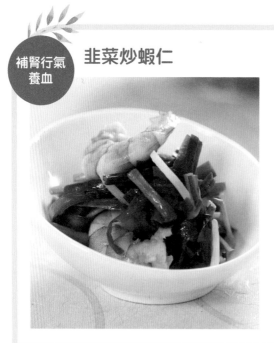

原料

韭菜 80 克，蝦仁 40 克，黃豆芽 20 克，鹽少許。

做法

1. 將韭菜洗淨，切段；將蝦仁洗淨，控乾水；將黃豆芽洗淨，焯水。
2. 將油鍋燒熱，將蝦仁放入鍋內先炒一下，隨後將韭菜、黃豆芽、鹽放入鍋內，加少量清水，翻炒幾下即可。

❗ 特別提示

韭菜應急火快炒，以免口感不佳、營養流失。

Chapter 3

子宮養護特效方
照顧好女人的健康根

子宮是女人獨有的第六臟器，女人一生要經歷的經、帶、胎、產都與其息息相關，照顧好子宮，月經、白帶、懷孕、生產才能順利進行。

平時好好養護子宮，才能讓子宮遠離病痛困擾，女人花常開不敗！

慢性盆腔炎

慢性盆腔炎指的是發生在女性盆腔生殖器官及其周圍的結締組織、盆腔腹膜的慢性炎症，屬婦科常見病之一。慢性盆腔炎的危害巨大，嚴重時可導致宮外孕、不孕。

● 緩解多種不適症狀，魚腥草粥很神奇

症狀

慢性盆腔炎的典型症狀為小腹墜痛、腰骶痠痛、白帶增多、月經量增大，患者有時還會伴有低熱、容易疲勞、神經衰弱等不適。

日常生活調養

1. 注意觀察白帶變化，根據白帶變化瞭解病情是否有所緩解。一般情況下，白帶顏色由黃變白，分泌量由多變少說明病情漸漸好轉。
2. 禁止盆浴，以免加重病菌感染。
3. 飲食調養應合理，忌食辛辣刺激、寒涼、溫補的食物，多吃抑菌、理氣、散結的食物，如魚腥草、金銀花、蒲公英、金橘、山楂、玫瑰等。

偏方

魚腥草具有清熱解毒、消腫療瘡、利尿除濕、清熱止痢、健胃消食等功效，含有豐富的魚腥草素、月桂醛等揮發油成分，在抗菌、抗病毒、提高機體免疫力等方面有着良好的表現。將魚腥草煮粥食用，可以起到輔助治療效果，有助於緩解慢性盆腔炎的症狀。

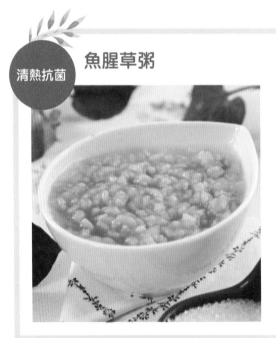

清熱抗菌

魚腥草粥

原料

魚腥草 30 克，大米 100 克，白糖少許。

做法

1. 將魚腥草洗淨，放入鍋中，加適量清水，浸泡 5 ～ 10 分鐘後，水煎片刻取汁。
2. 將大米、魚腥草煎汁放入鍋內，加水煮粥，待粥熟時調入白糖，稍煮即成。

❶ 特別提示

新鮮魚腥草的清熱、解毒、抑菌功效更佳，煮粥、煮湯食用還能提高機體免疫力。

● 惹上氣滯血瘀型盆腔炎，快吃香噴噴的桃仁餅

症狀

　　氣滯血瘀型盆腔炎可導致患者小腹兩側脹痛或吊痛，刺痛拒按，腰骶痠痛，白帶增多，月經不調，便秘腹脹。

日常生活調養

1. 不宜過度勞累，努力做到勞逸結合，病情嚴重時應臥床休息，以利分泌物排出。
2. 日常飲食應多吃理氣、活血、化瘀的食物，如桃仁、山楂、益母草、玫瑰等。
3. 保持樂觀的心態，多參加社交活動，積極進行運動鍛煉，每周至少安排 3 次無氧運動、4 次有氧運動，每次的運動時間不宜少於 30 分鐘。
4. 注意陰部衛生，經期勤換衛生巾，以免加重感染。

偏方

　　桃仁，性平，味苦甘，入心、肝、大腸經，具有活血祛瘀、潤腸通便、止咳平喘等功效；麻油可潤腸通便、解毒補血。兩者同食可改善氣滯血瘀型盆腔炎帶來的小腹疼痛、腹脹便秘等不適。

理氣活血散瘀止痛

桃仁餅

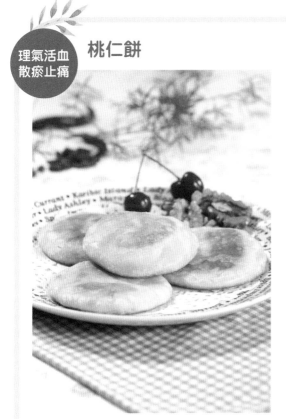

原料

桃仁 20 克，麵粉 200 克，麻油 30 克。

做法

1. 將桃仁研成細粉，與麵粉充分拌勻，加沸水 100 毫升，揉透後冷卻。
2. 將麵團搓成長方形薄皮，塗上麻油，捲成圓筒形，用刀切成每段 30 克的小段，搓成圓餅。
3. 將平底鍋燒熱，倒入適量植物油，放入圓餅烙熟即可，每日食用數次，每次兩塊，溫開水送服。

❗ 特別提示

桃仁有小毒，所以此餅不可一次性食用過多，月經期間、懷孕期間皆不宜食用。

● 趕走濕熱壅阻型盆腔炎，常喝苦菜金銀萊菔湯

症狀

　　患有濕熱壅阻型盆腔炎時會出現低熱起伏、小腹隱痛（嚴重時腹痛拒按）、白帶增多且色黃味臭、尿黃便秘、口乾口渴等不適，中醫問診時可發現舌苔黃膩、脈弦數。

日常生活調養

1. 忌食辣椒、胡椒、燕窩、奶油、羊肉等食物，多吃清熱祛濕的食物，如綠豆、芹菜、苦瓜、絲瓜、青瓜、車前草、金銀花、蒲公英、苦菜等。
2. 盡量避免長時間處於濕熱的環境，以免加重體質偏頗，不利於治療盆腔炎。

秘方

　　苦菜，性寒，味苦，入肺經，具有清熱解毒、祛濕排膿、涼血止血的功效。金銀花可清熱去火、涼血解毒，對葡萄球菌、鏈球菌、大腸桿菌、綠膿桿菌等多種細菌均有不同程度的抑制作用。蒲公英富含蒲公英素、蒲公英醇、膽鹼、菊糖等活性成分，可以有效殺滅金黃色葡萄球菌、肺炎雙球菌、痢疾桿菌，對某些真菌和病毒也有一定的抑制作用。

　　苦菜金銀萊菔湯具有清熱解毒、破瘀抗菌的功效，可以幫助濕熱壅阻型盆腔炎患者去除體內濕熱，改善多種不適症狀。

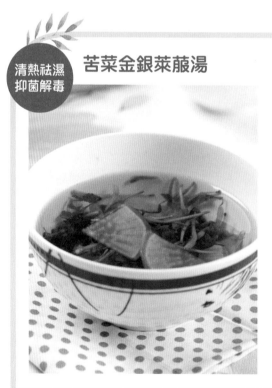

清熱祛濕 抑菌解毒

苦菜金銀萊菔湯

原料

苦菜 100 克，金銀花 20 克，蒲公英 20 克，青蘿蔔 200 克。

做法

1. 將青蘿蔔切片；將苦菜洗淨，切成小段；將蒲公英洗淨，切碎；將金銀花用水稍微沖洗。
2. 將準備好的所有食材放入鍋中，煎煮成湯即可。

❶ 特別提示

蒲公英與金銀花煎煮前宜浸泡 30 分鐘，藥效可以得到更好的發揮。

子宮肌瘤

子宮肌瘤又稱纖維肌瘤、子宮纖維瘤，是女性生殖器官中最常見的一種良性腫瘤，35 ～ 45 歲的女性為高發人群。若治療不及時，可誘發貧血、流產、不孕等疾病。

◑ 子宮不長肌瘤的秘密，椰菜蘋果榨汁喝

症狀

子宮肌瘤屬激素依賴型良性腫瘤，因此長期服用激素類藥品、保健品，以及使用含雌激素化妝品的女性容易患上子宮肌瘤，長期高脂飲食、體重過重的女性也需要積極預防子宮肌瘤。子宮肌瘤患者常見的症狀有子宮出血、腹部包塊、下腹墜脹感、腰背痠痛、白帶增多、不孕、流產、貧血等。

日常生活調養

1. 服用雌激素應在醫生的指導下進行，食用蜂蜜、蜂王漿等富含雌激素的食物應適量，不可長期大量食用。
2. 養成鍛煉身體的好習慣，增加機體免疫力。
3. 定期進行婦科檢查，以便出現子宮肌瘤時及時採取治療措施。

偏方

增強機體免疫力是預防子宮肌瘤的有效方法，除了加強日常鍛煉外，還可以從一日三餐入手，尋找有效提升免疫力的食物。

椰菜富含維他命 A、維他命 C、異硫氰酸丙酯衍生體、蘿蔔硫素等營養素，常吃可以提高免疫力。蘋果富含的維他命 C 可以提高機體免疫力，對氣管黏膜也有一定的保護作用，可以有效預防惡性腫瘤。將兩者榨汁食用，可以大幅度提升機體免疫功能，有效預防子宮肌瘤。

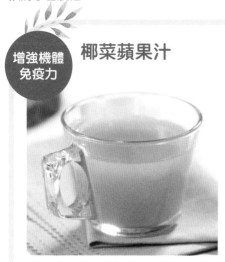

增強機體免疫力

椰菜蘋果汁

原料
椰菜、蘋果各 100 克，白糖適量。

做法
1. 將椰菜洗淨，切成小塊；將蘋果洗淨，去籽，切成小塊。
2. 將所有食材放入榨汁機中，加涼白開水到機體水位線間，接通電源，按「果蔬汁」啟動鍵，攪打均勻後倒入杯中即可。

❗ 特別提示
感冒時飲用此汁可以有效緩解感冒引起的多種不適症狀。

● 應對子宮肌瘤帶來的貧血，只需一碗香芋牛肉煲

症狀

　　子宮肌瘤會造成經血量增多、經期延長、子宮出血，而這些都會導致女性體內的鐵元素流失，長此以往貧血就會找上門，出現面色蒼白、頭昏頭痛、失眠多夢、記憶減退、注意力不集中等症狀。

日常生活調養

1. 平時多吃富含鐵元素的食物，如動物血、動物肝臟、牛肉、豬瘦肉、烏雞、木耳、菠菜、蛋黃等，同時增加維他命 C 的攝入量，多吃新鮮蔬菜和水果，促進鐵元素吸收。
2. 嚴重貧血時可遵照醫生指示服用鐵劑。

偏方

　　缺鐵性貧血是最常見的一種貧血，人體攝取鐵元素不足或流失鐵元素過多都會影響血紅蛋白合成，使紅細胞中血紅蛋白的含量顯著減少，進而導致體內細胞、組織供氧不足，嚴重影響生理機能的正常運轉。

　　現代營養學研究表明，每 100 克牛肉中鐵元素的含量為 3.3 毫克，中醫也認為牛肉可益氣血、補脾胃，經常食用可有效防治缺鐵性貧血。將牛肉與芋頭、香菇一起烹調食用，可以提高人體對鐵元素的吸收率，起到補血生血的作用。

補血生血

香芋牛肉煲

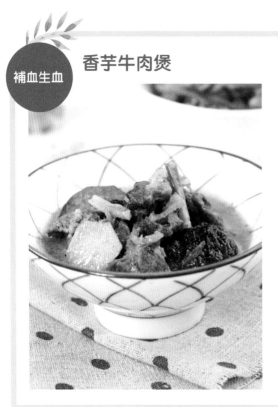

原料

牛肉、芋頭各 150 克，香菇 30 克，胡椒粉、料酒、蔥段、薑片、鹽各適量。

做法

1. 將牛肉切片，加胡椒粉、料酒醃漬 1 小時；將香菇泡軟去蒂；將芋頭洗淨，去皮，切片。
2. 將油鍋燒熱，下蔥段、薑片爆香，倒入牛肉片、芋頭片、香菇片煸炒片刻，加鹽、清水和芋頭，煮 10 分鐘，待芋頭稍爛即可。

❗ 特別提示

泡發香菇的水不要倒掉，用它煲牛肉能更好地發揮健胃的功效。

● 改善血瘀型子宮肌瘤，來碗桃紅鱔魚湯

症狀

血瘀型子宮肌瘤患者的小腹包塊堅硬固定、疼痛拒按，經血顏色紫暗、量多或有血塊，面色暗啞，有的患者還會出現月經周期紊亂的症狀。

日常生活調養

1. 飲食宜清淡，多吃些具有活血逐瘀功效的食物，如桃仁、當歸、川芎、山楂等；忌食辣椒、胡椒等辛辣刺激性食物，忌食熏魚、臘肉、香腸等高鹽食物，忌食熱性食物、含激素食物及凝血性食物。
2. 注意保暖，不穿低腰褲、露臍裝，盡量不在寒冷的環境中久待，夏天也不能一味貪涼，空調的溫度不宜低於 25℃。

秘方

血瘀型子宮肌瘤的治療原則為活血逐瘀、消瘤散結，食療也應遵循這一原則。紅花，性溫，味辛，入心、肝經，具有活血通經、散瘀止痛的功效，為婦科要藥，常用於治療癥瘕痞塊、惡露不行、經閉、痛經、跌撲損傷、瘡瘍腫痛等症，與桃仁、鱔魚同食可輔助治療子宮肌瘤，起到活血、消瘤的作用。

**活血消瘤
補腎養血**

桃紅鱔魚湯

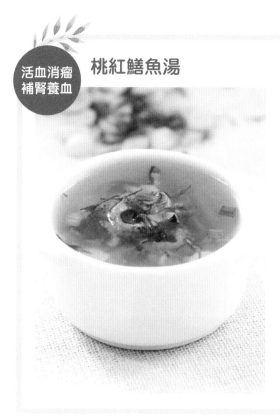

原料

桃仁 12 克，紅花 6 克，鱔魚絲 250 克，高湯適量，蔥段、薑片、鹽各適量。

做法

1. 將桃仁、紅花放入砂鍋中，加適量清水，煎煮成汁，去渣留汁備用。
2. 加入適量植物油燒熱於鍋中，倒入鱔魚絲，爆炒幾下後倒入藥汁、高湯，放入蔥段、薑片，煮沸，加適量鹽調味即可。

❗ 特別提示

孕婦、經期女性不宜食用此湯。

◐ 術後元氣大傷，猴頭菇燉雞翼幫你補回來

症狀

　　子宮肌瘤手術包括肌瘤切除術和子宮切除術，患者術後容易出現身體虛弱、氣血不足、食慾不振、精神不佳等不適。

日常生活調養

1. 術後應臥床休養，翻身時應動作輕柔，以免導致傷口裂傷。
2. 合理安排一日三餐，每餐定時定量，不宜暴飲暴食，多吃新鮮的蔬菜和水果，適量增加富含優質蛋白質與鐵元素食物的攝入量，如動物肝臟、動物血、牛肉、雞肉、黑芝麻等。
3. 術後 3 個月內不宜久坐、開車、騎車、騎馬以及跳韻律太強的舞蹈，以免造成骨盆充血，影響術後恢復。

偏方

　　猴頭菇，性平，味甘，可利五臟、助消化、補虛損，經常食用可輔助治療消化不良、胃痛、胃脹、神經衰弱等疾病。雞肉具有溫中補脾、益氣養血、補腎益精的功效，富含優質蛋白質、鈣、磷、鐵等營養物質，尤其適合體質虛弱、手術後的女性食用。

　　猴頭菇燉雞翼不僅味道鮮美，還有利於子宮肌瘤患者術後恢復健康，促進傷口癒合，改善食慾不振、氣血不足、失眠多夢等症狀。

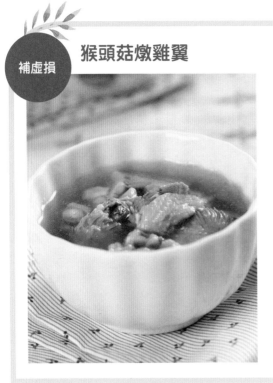

補虛損

猴頭菇燉雞翼

原料

猴頭菇 30 克，雞翼 200 克，蔥花、大料、醬油、鹽各適量。

做法

1. 將猴頭菇用清水泡發，洗淨，撕成條；將雞翼洗淨。
2. 將油鍋燒熱，炒香蔥花、大料，放入猴頭菇和雞翼翻炒均勻，加少許醬油和適量清水，用武火煮沸後轉文火燉至雞翼爛熟，加鹽調味即可。

❗ 特別提示

猴頭菇必須烹至軟爛，否則營養不能完全釋出，影響人體吸收。

子宮脫垂

子宮脫垂是指子宮從正常位置沿陰道下降，宮頸外口達坐骨棘水平以下，甚至子宮全部脫出於陰道口以外。

● 緩解氣虛型子宮脫垂，黨參紅糖粥是妙藥

症狀

氣虛型子宮脫垂患者平時氣短懶言，面色蒼白，小腹有下墜感，陰部有墜脹感，這種感覺在久站、過度勞累時更加明顯。

日常生活調養

1. 日常飲食應多吃健脾益氣的食物，如白扁豆、紅薯、薏米、芡實、花生；蓮子、山藥、紅棗、板栗、大米、糯米、菌類、牛肉、鱸魚、鯽魚、黃魚等食物，有助於患者恢復健康體質，宜經常食用。
2. 保持大小便通暢，及時治療容易增加腹壓的疾病，如咳嗽、腹瀉、便秘等，以免加重子宮脫垂的程度。

偏方

黨參，性平，味甘，具有補中益氣、和胃生津、祛痰止咳的功效，常用於治療氣短心悸、脾虛食少、口乾自汗、子宮脫垂、脫肛等疾病。紅糖可和中助脾、補血破瘀。兩者一同煮粥食用，可以起到補血益氣、健脾和胃的食療作用，幫助氣虛型子宮脫垂患者改善氣短、乏力等不適感，緩解子宮脫垂程度。

補血養氣

黨參紅糖粥

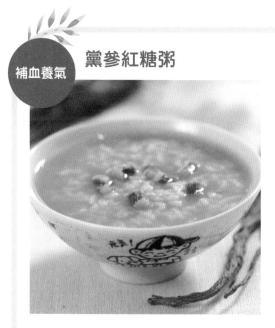

原料

大米 80 克，黨參、紅糖各 10 克。

做法

1. 將黨參洗淨，浸泡 2 小時；將大米淘淨。
2. 向鍋中加入適量清水，用武火煮沸後放入大米和黨參，轉文火煮成稠粥，加紅糖調味即可。

❶ 特別提示

黨參浸泡後再烹調能更好地發揮滋補功效；此粥不宜與白蘿蔔同食，以免降低滋補功效。

● 攻克腎虛型子宮脫垂，請芡實蓮子排骨湯來助陣

症狀

腎虛型子宮脫垂患者具有以下典型症狀：小腹有下墜感，陰道乾澀，腰膝痠軟，頭暈耳鳴，尿頻。

日常生活調養

1. 加強營養，多吃補腎的食物，如豬腰、山藥、板栗、黑豆、黑芝麻等。
2. 避免長時間站立、下蹲，盡量不要手提、托舉重物。
3. 勞逸結合，安排充足的休息時間，睡覺時可將臀部或雙腳墊高。

偏方

腎虛型子宮脫垂的食療應以補腎固脫、佐以益氣為原則。芡實具有補脾止瀉、固腎澀精的功效，《本草從新》言其可「補脾固腎，助氣澀精」。蓮子是補脾止瀉、益腎澀精、養心安神的食療佳品，善補五臟之不足，通利十二經脈氣血，可以有效緩解脾胃虛弱、耳目不聰等不適。

芡實蓮子排骨湯可補腎固脫、健脾益氣、補血養顏，能夠幫助腎虛型子宮脫垂患者緩解病情，改善頭暈耳鳴、尿頻等不適。

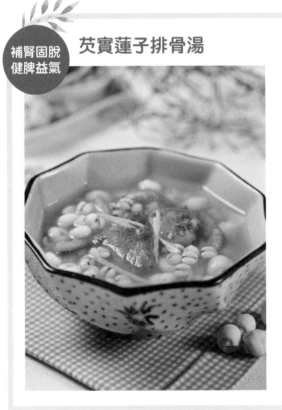

**補腎固脫
健脾益氣**

芡實蓮子排骨湯

原料

排骨 500 克，芡實、薏米各 30 克，蓮子 20 克，陳皮絲 5 克，薑絲、鹽各適量。

做法

1. 將芡實、蓮子、薏米洗淨，浸泡一夜；將排骨洗淨，剁成小塊，去血水。
2. 將排骨、芡實、蓮子和薏米一起放入燉鍋中，同時放入陳皮絲和薑絲，用大火煮沸後改用小火燉 2 小時左右；待湯熟，加鹽調味即可。

❗ 特別提示

排骨去血水時應冷水入鍋，不宜待燒開後放入，以免破壞排骨的營養。

● 打敗濕熱型子宮脫垂，別忘了薏米瓜皮鯽魚湯

症狀

　　濕熱型子宮脫垂患者舌苔黃膩，口苦口乾，小便灼熱，嚴重者可出現子宮脫出陰道口外、表面潰爛、黃水淋漓等症狀，容易誘發各種婦科炎症。

日常生活調養

1. 子宮脫垂嚴重時應臥床休息，將臀部或雙腳墊高。
2. 保持心情愉悅，但盡量不要大笑，以免加重子宮脫垂程度。
3. 使用子宮托時注意保持清潔，每次使用過後應進行消毒處理，月經期應停用。

偏方

　　薏米屬藥食兩用食材，入脾、胃、肺經，具有健脾祛濕、利水消腫、清熱排膿、舒筋除痹的功效。冬瓜皮，性涼，味甘淡，入肺、大腸、小腸、膀胱經，具有清熱解毒、利尿消腫、化痰潤肺等功效。鯽魚，性平，味甘，入脾、胃、大腸經，可健脾利濕、和中開胃、活血通絡、溫中下氣。

　　薏米瓜皮鯽魚湯，不僅能夠為子宮脫垂患者加強營養，還能起到清熱祛濕、健脾開胃的作用，尤其適合濕熱型子宮脫垂患者調養身體。

**清熱祛濕
健脾開胃**

薏米瓜皮鯽魚湯

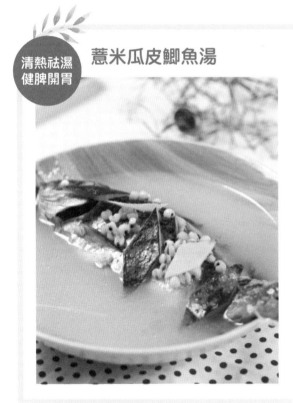

原料

鯽魚 250 克，冬瓜皮 60 克，薏米 30 克，生薑 3 片，鹽適量。

做法

1. 將鯽魚收拾乾淨；將冬瓜皮、薏米分別洗淨。
2. 將所有原料放進湯鍋內，加入適量清水，加生薑，蓋上鍋蓋燒開，轉小火再煲 1 小時，加鹽調味即可。

● 特別提示

薏米性涼，脾胃虛寒的女性應將薏米炒至顏色發黃再煮湯，這樣可以有效保護脾胃，避免體質發生偏頗。

● 產後子宮脫垂，凱格爾運動讓子宮回到「住所」

症狀

　　分娩損傷是子宮脫垂的最主要病因，這是因為分娩過程中盆底肌、筋膜、子宮韌帶皆過度伸展，導致張力降低。如果產後尚未恢復時便操持家務、參加體力勞動，過高的腹壓就會將子宮推向陰道，造成子宮脫垂，出現腰痠背痛、大便不暢、尿頻、尿不淨等不適感。

日常生活調養

1. 產後不宜過早下床活動，特別要避免過早進行體力勞動。
2. 哺乳期不宜過長，一般不超過 2 年，以免引起子宮及其支持組織萎縮。
3. 保持大便通暢，積極預防便秘，一定不要大力排便。

偏方

　　凱格爾運動由美國醫生阿諾·凱格爾於 1948 年公佈，又稱骨盆運動。它通過重複縮放骨盆底的恥骨尾骨肌來增強肌肉張力，具有支撐內臟的作用，常用於預防與改善尿失禁、產後子宮脫垂、男性前列腺疾病及早洩問題。

　　凱格爾運動輕鬆易行、方便操作，產後子宮脫垂患者經常進行凱格爾運動，可以有效緩解尿頻、尿不淨的症狀，逐漸恢復骨盆肌肉張力，使子宮回到自己原來的「住所」。

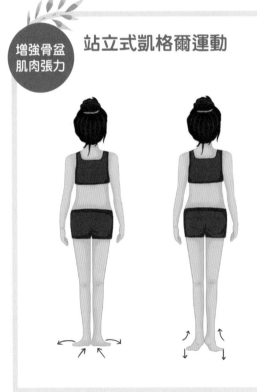

增強骨盆肌肉張力

站立式凱格爾運動

動作要領

1. 自然站立，兩臂自然下垂，雙腳腳跟併攏，腳掌向外打開。
2. 臀部用力，慢慢抬起腳跟的同時縮緊陰道、尿道與肛門，保持 5 秒鐘，再慢慢放鬆陰道、尿道與肛門，放下腳跟。
3. 重複縮緊與放鬆動作，每天 3 次，每次縮放 10 ～ 20 下。

❗ **特別提示**

產後預防子宮脫垂不宜太早開始凱格爾運動，尤其是剖宮產、會陰側切的新媽媽，以免撕裂傷口。

Chapter 4

月經調理特效方
輕鬆搞定難纏的「大姨媽」

從豆蔻年華到華髮初生，「大姨媽」是陪伴女人最久的朋友。「大姨媽」安好是衡量女性健康的重要指標，如果出現月經紊亂、痛經、閉經、經血過少或過多等不正常的「大姨媽」現象，說明女性的健康出現了問題，必須找出病因，讓「大姨媽」回歸正常。

經前綜合症

經前綜合症是指育齡女性在黃體期（月經前 7 ～ 14 天）反復出現的一系列精神、行為及體質等方面的症狀，這些症狀在月經來潮後可迅即消失。有關經前綜合症的症狀多達 150 餘種，主要包括全身乏力、疲勞嗜睡、精神緊張、身心不安、煩躁易怒、焦慮憂傷、情緒淡漠、乳房脹痛、頭痛等不適。

● 經前容易發脾氣，按按太沖這個消氣穴

症狀

經前綜合症患者的精神、情緒障礙尤為突出，大約 50% 的女性在月經來潮前會發生情緒變化，表現出心煩意亂、抑鬱寡歡、情緒低落、焦慮憂傷、好發脾氣等反常症狀，病情嚴重者甚至無法控制自己的情緒，動輒火冒三丈。

日常生活調養

1. 體內缺乏鎂元素可出現情緒緊張、焦躁不安等不適，因此經前應少吃精製糖，以免造成體內的鎂流失，同時多吃花生、黃豆、豌豆、芝麻、小米、蕎麥、香蕉等富含鎂的食物。
2. 經前一周應少飲含咖啡因的飲料，如咖啡、濃茶、碳酸飲料。
3. 勞逸結合，合理調整工作、生活節奏，不要太過勞累。

偏方

中醫理論認為肝主怒，不論是生悶氣還是發脾氣，都會影響肝臟功能。作為肝經的原穴，太沖穴調控着肝經的總體氣血，主要用於輔助治療頭痛、脅痛、腹脹、黃膽、嘔逆、月經不調、目赤腫痛等症。人在生氣時，太沖穴會出現壓痛感，對外部環境更敏感，溫度或色澤發生變化，此時對其針灸、按摩可以疏解情緒，把升起的怒火消下去。

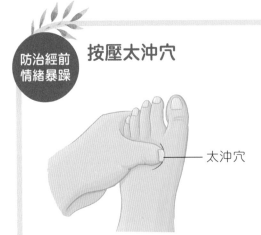

防治經前情緒暴躁

按壓太沖穴

太沖穴

穴位定位
位於足背側，第一、二蹠骨（或稱掌骨）結合部之前的凹陷處。

操作手法
正坐在椅子上，用食指或拇指按壓太沖穴，按壓 4 ～ 5 分鐘即可。

❶ 特別提示
按壓太沖穴的力度以感到微痛為宜，不宜用力過猛，否則會導致皮下瘀血。

● 經前乳房又脹又痛，熱敷乳根、膺窗與膻中穴

症狀

研究結果發現，超過半數的女性在月經來潮前會出現乳房發硬、脹痛的不適症狀，這是女性經前體內的雌激素水平增高導致乳腺增生引起的。

日常生活調養

1. 經前盡量不吃蜂蜜、蜂王漿等富含雌激素的食物，盡量不用含有雌激素的化妝品。
2. 經前堅持低脂肪、高膳食纖維的飲食，多吃穀物、薯類及新鮮的果蔬。
3. 每天抽出時間來按摩乳房，手法應輕柔。
4. 選擇適合自己胸部大小的棉質內衣，不宜穿着過緊的內衣，以免加重脹痛感。

偏方

熱敷是中醫的傳統治療方法，具有擴張血管、改善局部血液循環、緩解肌肉痙攣、促進局部代謝、加速炎症及瘀血吸收的作用，有益於疾病的恢復。

乳根穴是調節乳肌的重要穴位，對胸下滿悶、寒痛咳逆、乳痛、乳腺炎、乳汁不足等皆有很好的療效。膺窗穴猶如胸腔與體表間氣血物質交流的一個窗口，主要用於治療胸肋脹痛、乳癰等症。對膻中穴進行治療可活血通絡、寬胸理氣、止咳平喘，可以輔助治療胸痺心痛、腹部疼痛、產後缺乳、乳腺炎等症。

緩解乳房脹痛

熱敷乳根穴、膺窗穴與膻中穴

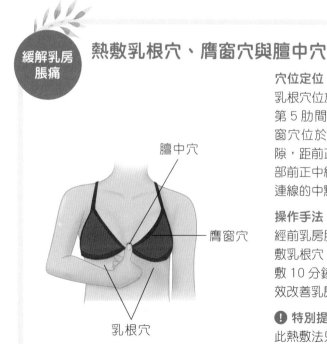

膻中穴

膺窗穴

乳根穴

穴位定位

乳根穴位於乳頭直下的乳房根部，當第 5 肋間隙，距前正中線 4 寸；膺窗穴位於乳根穴上方，當第 3 肋間隙，距前正中線 4 寸；膻中穴位於胸部前正中線上，平第 4 肋間，兩乳頭連線的中點即是。

操作手法

經前乳房脹痛時用熱水袋或熱水瓶熱敷乳根穴、膺窗穴與膻中穴，每次熱敷 10 分鐘，每天熱敷兩次，可以有效改善乳房脹痛。

❗ 特別提示

此熱敷法只能暫時緩解脹痛症狀，並不能根治脹痛。

月經不調

月經不調屬婦科常見病，又稱月經失調，主要由器質性病變或功能失常引發，濫用藥物、長期吸煙酗酒也可誘發此病，導致月經提前或延遲、經血量異常、行經時腹痛等不適，嚴重影響女性健康。

● 「大姨媽」提前駕到，人參童子雞湯可防患於未然

症狀

月經先期來潮，同時伴有經血淡紅、質清稀薄、面色蒼白、懶言易疲等不適。

日常生活調養

1. 合理安排工作與生活，不要過於勞累，同時保持淡然、達觀的心態，不要思慮過度。
2. 系統安排一日三餐，盡量少吃或者不吃蘿蔔、山楂、柿子、胡椒等破氣耗氣的食物，多吃雞肉、山藥、板栗、紅棗、黃芪、人參等具有健脾益氣功效的食物。

偏方

脾氣虛是誘發月經先期的重要原因，這是因為脾氣損傷後中氣虛弱，不能攝血，導致月經先期來潮，因此食療應以補氣健脾為原則。

中醫將人參稱為養生極品，研究表明，人參富含人參皂、人參活素、氨基酸、維他命 B_1、維他命 B_2、煙酸、泛酸、揮發油和果膠等營養物質，具有補元氣、補脾肺、生津安神、補血延年的功效。

將人參與同樣具有健脾、益氣、養血功效的童子雞一同煮湯食用，可以有效改善氣虛症狀，尤其適合脾虛的月經先期患者調養身體。

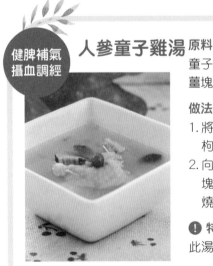

**健脾補氣
攝血調經**

人參童子雞湯 原料

童子雞塊 500 克，人參 5 克，枸杞子 10 克，蔥段、薑塊、料酒、鹽各適量。

做法

1. 將童子雞塊洗淨，入沸水中氽透，撈出；將人參、枸杞子洗淨。
2. 向砂鍋中倒入適量溫水後置於火上，放入童子雞塊、人參、枸杞子、蔥段、薑塊、料酒，用大火燒沸後轉用小火燉至雞塊肉爛，加鹽調味即可。

❶ 特別提示

此湯月經期間不可食用，屬實熱症的女性忌食。

● 對付姍姍來遲的「大姨媽」，阿膠雞蛋粥最有一套

症狀

月經推遲，經血量少、顏色淡紅，同時伴有面色萎黃、頭暈眼花、心悸多夢、小腹隱痛等症狀。

日常生活調養

1. 注意勞逸結合，月經來潮前以行經中不宜進行太重的體力勞動和太激烈的運動。
2. 忌食辛辣刺激性食物，忌喝冷飲、冰鎮飲料，戒煙限酒。
3. 適量增加補血養血食物的攝入量，如雞肉、豬肉、牛肉、海參、花生、桑葚、葡萄、紅棗等，也可以選用阿膠、當歸、川芎、白芍等製成藥膳調養身體。

偏方

血虛會帶來臟腑、經絡、形體失養，導致女性出現面色萎黃、唇舌色淡、心悸多夢、手足發麻、月經推遲、經血量少色淡等症狀，嚴重時可出現閉經。因此，血虛是造成月經後期的重要原因，屬血虛型月經後期的女性應注意補血養血。

阿膠是傳統的補血聖藥，可補血、滋陰、潤燥，常用於治療血虛萎黃、眩暈心悸等症。糯米可補中益氣、健脾養胃、止虛汗。

阿膠雞蛋粥具有補血益氣、滋陰潤燥等功效，尤其適合久病體虛、大病初癒的血虛女性食用，幫助改善月經不調，讓「大姨媽」準時來拜訪。

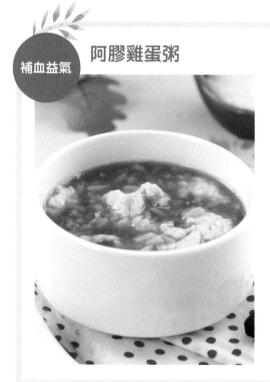

補血益氣

阿膠雞蛋粥

原料

雞蛋 2 個，阿膠 15 克，糯米 50 克，鹽、熟豬油各適量。

做法

1. 將雞蛋打入洗淨的碗內，用筷子朝着一個方向攪散；將糯米洗淨，浸泡 1 小時。
2. 向鍋中加入適量清水，用大火煮沸後倒入糯米，轉小火熬煮至成粥。
3. 放入阿膠，倒入雞蛋液，攪勻，續煮 2 次，第 1 次煮沸後稍停，等鍋中水不沸時再開火煮沸，然後加入熟豬油、鹽，再次煮沸即可。

❗ 特別提示

脾胃虛弱、消化不良者應慎食此粥。

● 月經先後不定期，三子核桃湯讓「大姨媽」如約而至

症狀

月經周期時先時後，月經量少，經血質地稀薄、顏色暗淡，同時伴有腰骶痠痛、頭暈耳鳴等不適症狀。

日常生活調養

1. 經前與經期注意保暖，尤其是腰腹部與足部，盡量不要吹空調，每天用熱水泡腳，忌食辛辣、刺激、寒涼的食物。
2. 多吃補腎的食物，如山藥、板栗、核桃、枸杞子、黑豆、黑米、海參、雞蛋等。

秘方

在中醫看來，腎主閉藏，腎氣不足則閉藏失職、沖任功能紊亂，導致血海蓄溢失常，發生月經周期錯亂，表現為月經來潮先後不定期的症狀。

菟絲子是平補腎、肝、脾的良藥，可滋補肝腎、固精縮尿、安胎、明目，常用於治療腎虛腰痛、陽痿遺精、宮冷不孕、尿頻便溏等腎虛之症。女貞子具有補腎滋陰、養肝明目的功效，可治療肝腎不足、頭暈耳鳴、頭髮早白等症。覆盆子可益腎固精、養肝明目。

三子核桃湯是補益肝腎的佳品，經常食用可以改善腎虛導致的月經先後不定期、鬚髮早白、頭暈等症狀。

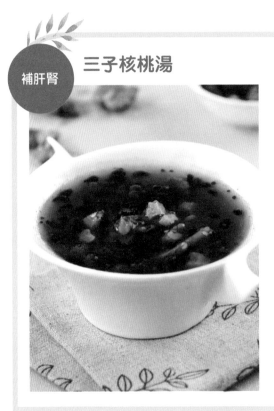

補肝腎

三子核桃湯

原料

豬瘦肉 100 克，女貞子、菟絲子、覆盆子（乾）各 20 克，核桃 12 克，薑、鹽各適量。

做法

1. 將女貞子、覆盆子、菟絲子分別洗淨；將核桃去殼，粗略搗碎；將豬瘦肉洗淨，切成丁。
2. 將全部原料全部放入砂鍋中，加水煲至出味，加薑、鹽調味，去渣即可。

❶ 特別提示

此湯宜佐餐常食，每周食用 2 或 3 次。

痛經

痛經是一種常見的婦科疾病，指的是月經來潮前後或經期下腹劇烈疼痛（甚至影響至腰骶部），以致影響日常生活及工作。

● 預防痛經，經前艾灸三陰交有奇效

症狀

大多數痛經與宮寒有關，因此平日畏寒喜溫、四肢發涼、大便稀溏的女性更容易發生痛經，出現下腹冷痛、熱敷得緩、經血色暗有塊等不適。

日常生活調養

1. 任何時候都應做好保暖工作，特別是夏天吹空調時應及時穿上外套，以免身體受寒。
2. 盡量少吃或不吃寒涼、生冷的食物，多吃溫經散寒的食物，如烏雞、牛肉、羊肉、紅棗、桂圓等。
3. 運動可以提高身體抵禦寒氣的能力，因此平素應積極鍛煉身體，每周進行 3 ～ 5 次不少於 45 分鐘的有氧運動。

偏方

就痛經而言，大多數皆由宮寒引發，因此預防痛經應從活血化瘀、溫經散寒入手。

三陰交穴是肝、脾、腎這 3 條陰經的交會穴，中醫認為肝藏血、脾統血、腎藏精，經常按摩、艾灸三陰交穴可起到調補肝、脾、腎三經氣血，溫經散寒的作用，對婦科疾病甚有療效，可以防治白帶異常、月經不調、痛經、經前綜合症、更年期綜合症等疾病。

防治痛經

艾灸三陰交穴

穴位定位
端坐後屈膝成直角，將除大拇指外的 4 個手指併攏，橫着放在足內踝尖（腳內側內踝骨最高的地方）上方，小腿中線與食指的交叉點即三陰交穴。

操作手法
經前一周左右開始艾灸，端坐後手持艾條，使其距離三陰交穴處皮膚一小段距離，以感覺溫熱而不燙傷為度，連續灸 10 ～ 15 分鐘，每日1 次。

❗ 特別提示
艾灸結束後喝些紅糖水、紅棗水、生薑水，治療效果更佳。

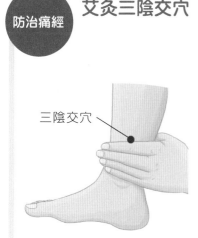

三陰交穴

● 經期下腹脹痛，試試四物化瘀粥吧

症狀

氣滯血瘀型痛經在經前或經期可出現乳房脹痛、下腹脹痛、經血顏色暗紅、胸膺疼痛等症狀，中醫診斷時可發現苔薄、脈細。

日常生活調養

1. 加強運動鍛煉，每天堅持 45 分鐘有氧運動，每周進行 3 次無氧運動。
2. 保持平和、樂觀的心態，避免長時間情緒抑鬱、緊張，以免加重痛經程度。
3. 日常飲食宜多吃茄子、黑豆、山楂、玫瑰花、葡萄酒、米酒、紅糖等可活血化瘀、行氣止痛的食物，益母草、丹參、柴胡、香附、郁金、當歸、川芎、紅花、桃仁等疏通氣血、以通為補的中藥製成藥膳後食用效果更佳。

秘方

紅花可活血、止痛、調經，是散瘀血的血中氣藥，能瀉又能補，妙用眾多。川芎具有活血行氣、祛風止痛的功效。當歸是補血、活血、調經止痛的要藥。作為「補藥之長」，黃芪可以讓女性體內的氣更加充盈，進而更好地推動血液的運行。

四物化瘀粥選用了四味調理氣血的中藥，可以幫助身體實現氣血調和，緩解氣滯血瘀帶來的機體不通暢，讓滯住的氣血重新流動起來，是緩解痛經的食療佳品。

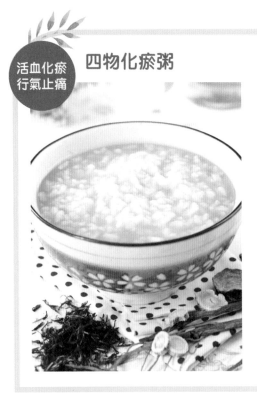

活血化瘀 行氣止痛

四物化瘀粥

原料
大米 100 克，雞湯 1000 毫升，當歸 10 克，川芎 3 克，黃芪、紅花各 5 克，米酒適量。

做法
1. 將當歸、川芎、黃芪用米酒洗淨，切成薄片。
2. 將以上三味藥與紅花同入布袋，紮緊袋口。
3. 將布袋放入鍋中，加入雞湯和清水，煎出藥汁，去布袋後，放入大米
4. 用大火燒開後，轉用小火熬煮成粥。

❶ 特別提示
孕婦、陰虛火旺的女性不宜食用此粥。

● 氣血不足易痛經，別忘了枸杞子烏雞湯

症狀

　　氣血不足引發的痛經具有以下特點：經期或經後下腹隱痛，用手按壓時可減輕；經血顏色淡紅；行經期間感覺神疲乏力、頭暈眼花；面色萎黃。

日常生活調養

1. 注意心理調節，盡量避免緊張、焦慮、憂鬱、暴躁等負面情緒的出現，以免加重痛經。
2. 平時應適量多吃紅棗、桂圓、枸杞子、葡萄、櫻桃、南瓜、木耳、紅薯、紅豆、核桃、羊肉、牛肉等食物，還可以根據自己的體質選擇黨參、紅參、阿膠、靈芝等大補氣血的中藥材制成藥膳食用。
3. 除經期外，每天直擦背部督脈並橫擦背部可以有效推動氣血運行，起到緩解痛經的作用。

偏方

　　烏雞有「黑了心的寶貝」之美譽，自古即是滋補身體的上好佳品，富含氨基酸、黑色素、維他命 B 雜和多種微量元素，常用於治療氣血不足、崩中帶下、月經不調等症，對氣血不足引起的月經紊亂、痛經等症有極好的補益作用。

　　將烏雞與滋補肝腎、益精明目的枸杞子一起煮湯食用，具有養血、補血、益氣的功效，有助於調理月經，改善痛經等經期不適症狀。

**補血益氣
調經止痛**

枸杞子烏雞湯

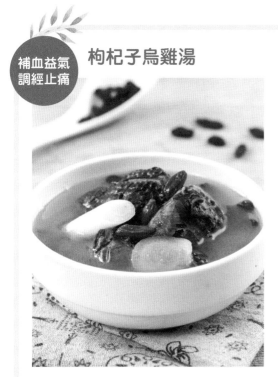

原料
烏雞 1000 克，枸杞子 15 克，鹽、胡椒粉、大葱、薑各適量。

做法
1. 將烏雞剁成塊，放入鍋內加入清水，待將沸時，打去浮沫，加入大葱、薑，用大火燒開，用小火長時間燉。
2. 至雞酥爛時，下鹽、胡椒粉和枸杞子，再燉 20 分鐘，使其充分入味即可。

❗ 特別提示
將烏雞連骨剁碎後熬湯，滋補身體的功效最佳。

閉經

閉經分為生理性閉經和病理性閉經，生理性閉經屬正常生理現象，病理性閉經則由疾病引起，如卵巢早衰、甲狀腺疾病、長期服用避孕藥等。

●● 「大姨媽」缺席別心慌，吃山藥桂圓羊肉湯就對了

症狀

經量漸少至閉經或者直接閉經，同時伴有腰痠腿軟、頭暈耳鳴、體質虛弱等症狀。

日常生活調養

1. 養成規律的作息習慣，盡量不熬夜，否則會進一步損傷肝臟功能。
2. 節制房事，不宜貪慾，導致腎虛更加嚴重。
3. 日常飲食應多吃滋補肝腎、補血益氣的食物，如枸杞子、桂圓、紅棗、山藥、鴿肉、羊肉等。

偏方

羊肉，性溫，味甘，入脾、腎經，具有溫中暖下、補虛益氣、補腎壯陽等功效。枸杞子是平補肝腎的良藥，可滋補肝腎、益精明目，對於肝腎不足有很好的療效。紅棗與桂圓則是補氣養血的佳品，可以輔助治療體質虛弱。

山藥桂圓羊肉湯可滋補肝腎、補血益氣、祛寒暖身，對於體虛、體寒皆有改善作用，可以有效改善肝腎不足、氣血兩虛導致的閉經。

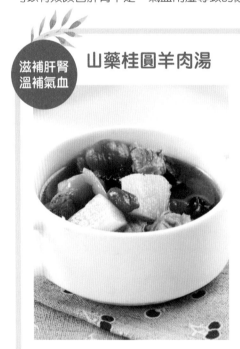

滋補肝腎
溫補氣血

山藥桂圓羊肉湯

原料

羊肉 150 克，山藥 100 克，紅棗 6 枚，枸杞子 5 克，桂圓肉 15 克，薑片、鹽、料酒各適量。

做法

1. 將羊肉洗淨，切塊；將山藥洗淨，去皮，切塊；將枸杞子、桂圓肉、紅棗洗淨，將紅棗去核。
2. 將鍋中油燒至七成熱，放入羊肉塊、薑片翻炒，加入料酒和適量清水煮沸。
3. 將羊肉湯移至砂鍋內，加入山藥塊、紅棗、桂圓肉、枸杞子，煮至羊肉熟爛，加鹽調味即可。

❶ 特別提示

患有流行性感冒、急性腸炎者不宜食用。

● 痰濕阻滯致閉經，讓慈筍桑葉湯來解救

症狀

閉經，同時伴有肥胖、多痰、易水腫、常感疲倦、白帶增多等症狀，中醫診斷時發現舌苔白膩、脈滑。

日常生活調養

1. 盡量少吃零食，加餐應以新鮮水果和奶製品為主。
2. 日常飲食應適量增加具有化痰祛濕功效的食物，如薏米、白果、白扁豆、白蘿蔔、海帶、竹筍、冬瓜、鱸魚、鯉魚、陳皮等；忌食肥膩甘厚之物，戒酒。
3. 豐隆穴位於脛骨前緣外側兩指寬與膝眼、外踝連線中點的平齊處，每天按壓 3 分鐘，長期堅持可以起到化痰祛濕的效果。

偏方

痰濕狀況十分嚴重時，可導致痰濕阻滯沖任二脈，使得血不能下行，表現出月經推遲甚至閉經症狀。

慈筍是竹筍的一種，具有清熱化痰、益氣和胃、治消渴、利水道、消油膩的功效。桑葉可化痰、去熱、清肺、潤燥、補肝、明目。

慈筍桑葉湯具有化痰、祛濕、利尿的食療功效，幫助閉經女性恢復正常月經周期。

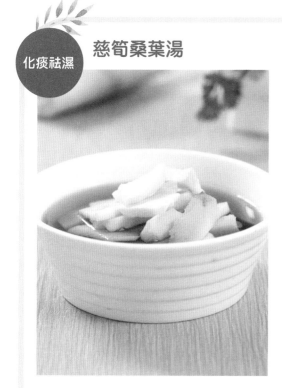

化痰祛濕

慈筍桑葉湯

原料

慈筍 500 克，桑葉數片，鹽、料酒、胡椒粉各適量，白礬少許。

做法

1. 將慈筍切下老根，剝去內皮，切成薄片；將桑葉洗淨。
2. 將慈筍倒入加了白礬的沸水鍋中，加入桑葉焯一下，撈出投入涼水中，揀出桑葉，沖洗筍片，再用涼水浸泡。
3. 燒開清水，加入鹽、料酒、胡椒粉調好味，下入筍片，燒開撇去浮沫即可。

❶ 特別提示

料酒、胡椒粉不宜多放，以免影響此湯的鮮美之味。

經血不正常

經血是由血液、子宮頸黏液、陰道分泌物及脫落的子宮內膜組成的混雜液體。正常的經血顏色發暗、略有黏性、出血量適中，如果經血的顏色和出血量發生異常，預示着身體出了問題。

● 經量稀少又怕冷，補陽氣就喝板栗羊肉湯

症狀

經血量少、質薄，經期總是推後，行經時小腹脹痛，並且伴有腰膝痠冷、四肢發涼、性慾減退、白帶清稀、疲倦乏力等不適。

日常生活調養

1. 防寒保暖是關鍵，根據季節及時增減衣物，不可貪涼。
2. 每天睡前用熱水泡腳 30 分鐘，泡腳後按摩湧泉穴或雙手摩擦腰部至發熱，補陽氣的效果更好。
3. 忌食生冷寒涼的食物，多吃性溫熱、補腎陽的食物，如枸杞子、烏雞、羊肉、羊腎、海參、蝦等。

偏方

羊肉具有補腎壯陽、溫中暖下、益氣健脾、補血生肌等功效，對於腎虛、血虛、寒虛、寒凝等症狀均有非常顯著的食療效果。板栗被譽為「腎之果」，可補脾健胃、補腎強筋、活血止血，《本草綱目》中記載：「栗治腎虛，腰腿無力，能通腎益氣，厚腸胃也。」

板栗羊肉湯是溫補腎陽、益氣養血、健脾養胃的食療佳品，可以有效改善腎陽虛引發的月經不調、腰膝痠軟、性慾減退等不適。

溫補腎陽 益氣養血

板栗羊肉湯

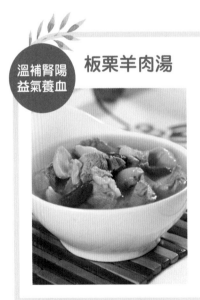

原料
羊肉 150 克，板栗 30 克，枸杞子 20 克，鹽 5 克。

做法
1. 將羊肉洗淨，切塊。
2. 將板栗去殼，洗淨切塊；將枸杞子洗淨，備用
3. 向鍋中加入適量水，放入羊肉塊、板栗塊、枸杞子，用大火燒沸後改用小火煮 30 分鐘，加鹽調味即可。

❗ 特別提示
羊肉中有很多膜，切之前應先將其剔除，否則烹熟後肉膜變硬，吃起來難以下嚥。

◐ 血熱型經血過多，來碗清香的槐花粥

症狀

經血量大，顏色紫紅，質稠，同時伴有小腹脹痛、口渴煩熱、手腳心熱、尿黃便秘、易流鼻血等不適。

日常生活調養

1. 不宜貪食冷飲，冷飲不僅無益於緩解血熱症狀，還會導致腸胃不適。
2. 日常飲食應多吃清熱涼血的食物，如蓮藕、苦瓜、苦菜、冬瓜、雪梨、西瓜、綠豆、鴨肉等，少吃羊肉、韭菜、辣椒、胡椒、花椒等加重血熱的食物，同時應戒掉烈酒與火鍋。
3. 運動鍛煉時應避免劇烈運動，以溫和、輕柔的運動為主，如太極拳、瑜伽、散步等。
4. 不宜長時間曬太陽，忌日光浴。

偏方

血熱並非是指血液溫度高，而是指熱入血中，血行加快或者血行力量過大而導致的異常狀態。血熱多由邪熱入血所致，也可由於情志鬱結，五志過極化火而導致血熱。血熱妄行對女性月經的影響主要表現為經血量多，或崩或漏，經期常常提前。調理血熱型經血過多，最根本的方法是清熱涼血，將血中的熱清除。

槐花，性微寒，味苦，入肝、大腸經，具有涼血止血、清肝瀉火的作用，大米則可健脾和胃、除煩渴。將槐花煮粥食用，可以清熱平肝、調經止血，尤其適合血熱型經血過多的女性食用。

清熱平肝調經止血

槐花粥

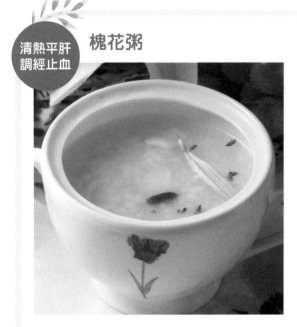

原料
槐花 30 克，大米 30 ～ 60 克。

做法
1. 將槐花洗淨，放入砂鍋中，加適量清水，煎成汁，濾去殘渣備用。
2. 將大米洗淨，將槐花汁與大米一同倒入砂鍋中，用小火熬成粥即可。

❗ 特別提示
此粥每日食用 1 次，連吃 3 ～ 5 日。

● 氣虛型經血過多，吃太子參燜蹄膀最有效

日常生活調養

1. 養成早睡早起的好習慣，盡量做到不熬夜。
2. 平時經常按揉、拍打或者艾灸足三里穴，此穴是人體氣血生化之源，對於體虛有很好的療效。
3. 日常飲食應增加烏雞、豬肉、牛肉、紅棗、枸杞子、桂圓、黑芝麻、黑豆等補血益氣食物的攝入量，也可根據自身體質選擇黃芪、黨參、太子參、當歸等藥膳食用。

偏方

　　中醫理論認為氣為血之帥，血在經脈中沿着特定的路線前進，全靠氣的固攝作用。如果女性出現氣虛，就會氣不攝血，引發經血過多。長期經血過多還會造成血虛，形成氣血兩虛症狀，進一步加重病情。

　　太子參又稱孩兒參，性平，味甘，微苦，入脾、肺經，可益氣健脾、補虛潤肺。豬蹄膀富含多種營養物質，可和血填精、潤肌膚、通乳脈、健腰腿。

　　將太子參與豬蹄膀一起燉食，具有養血益氣、健脾潤肺、補虛生津的功效，尤其適合氣虛型經血過多的女性食用，有益於改善已經偏頗的體質。

益氣養血補虛

太子參燜蹄

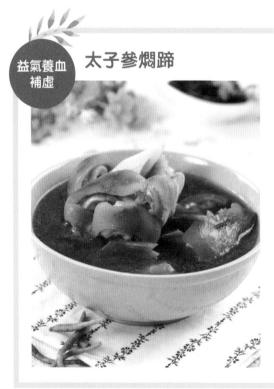

原料

豬蹄膀 200 克，太子參 30 克，紅棗 6 顆，冰糖、醬油、蔥段、薑片各適量。

做法

1. 將太子參濃煎取汁；將豬蹄膀洗淨，劈開；將紅棗洗淨，去核。
2. 將豬蹄、紅棗入鍋，加入太子參煎汁及冰糖、醬油、蔥段、薑片，用武火煮沸後轉用文火燜至蹄膀熟爛即可。

❗ **特別提示**

太子參應用砂鍋煎成汁，避免使用鐵器。

Chapter 5

孕產保健特效方

早一天使用，多一點安心

從備孕、懷孕、分娩到坐月子，女性的身分從未準媽媽、準媽媽升級為新媽媽。在孕育寶寶的幸福時光中，女性的生理和心理會發生巨大變化，各種不適接踵而至，這時候特別需要家人的精心照料，用科學的方法和滿滿的愛意撫去初為人母的慌張。

備孕

想要輕鬆懷上最棒的一胎，必須對懷孕這件大事有清晰而科學的認識，將備孕提上日程，努力學習優生優育知識，將身體調整到最佳狀態，這樣才能孕育出更加優秀、健康的寶寶。

● 提高卵子質量，紫菜豆腐湯最拿手

症狀

　　未準媽媽營養不良或者存在隱性營養缺乏，導致卵泡在發育過程中得不到足夠的營養物質，影響卵子質量，造成懷孕艱難，僥倖受孕後流產的概率較高。

日常生活調養

　　在準備懷孕前 6 個月開始加強營養，最晚不應遲於孕前 3 個月，不僅需要充足攝取量可以提高卵子質量的營養素，還需要為孕早期的到來儲備一些關鍵營養素，如鈣、鐵、碘、蛋白質等，以免早孕反應導致營養不良，進而影響胎寶寶的發育。

偏方

　　一個原始卵泡發育為成熟卵泡需要 85 天，排卵時開始補充營養已經為時已晚，至少應從受孕前 3 個月開始加強營養，這樣才能養出優質的卵子。

　　紫菜豆腐湯可以為未準媽媽提供豐富的蛋白質、鈣、鐵、碘、膽鹼、牛磺酸、卵磷脂、大豆異黃酮等營養物質，全面提升卵子質量。其中的碘元素被稱為「智慧元素」，未準媽媽經常食用可以預約聰明的胎寶寶。

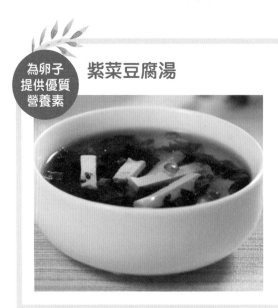

為卵子
提供優質
營養素

紫菜豆腐湯

原料

豆腐 150 克，紫菜 15 克，麻油、鹽、蔥末各適量。

做法

1. 將豆腐沖淨，切成小條；將紫菜洗淨。
2. 鍋內燒水，加入豆腐條，煮沸，燉 5 分鐘；向鍋中加入紫菜，用筷子攪勻，調入鹽、麻油、蔥末即可。

❗ 特別提示

甲亢、脾胃虛寒者不宜食用。

● 卵泡發育不良，循序漸進艾灸子宮最關鍵

症狀

　　卵泡不發育或卵泡小（直徑小於 18 毫米）；卵泡不圓，呈橢圓形甚至棗核型，無受精能力；卵泡發育成熟但不破裂，無法排卵。

日常生活調養

1. 為腰腹部、雙足保暖，不穿露臍裝，每天堅持熱敷腰腹部並用熱水泡腳。
2. 盡量不吃生冷寒涼、辛辣燥膩的食物，多吃一些具有溫養功效的食物，如紅棗、桂圓、蘋果、山藥、黃豆、黑豆等。

偏方

　　在中醫看來，卵泡發育不良的主要原因是腎虛宮寒導致的卵巢功能低下，想要促進卵泡正常發育，必須糾正腎虛宮寒、調理卵巢功能。

　　循序漸進地艾灸子宮周圍穴位，主要包括中脘穴、神闕穴、關元穴、歸來穴、子宮穴及八髎穴，可以直接刺激卵巢等生殖系統，恢復卵巢的正常功能，促進卵泡的正常發育，幫助身體恢復有規律的排卵。

改善卵巢功能　艾灸子宮周邊穴位

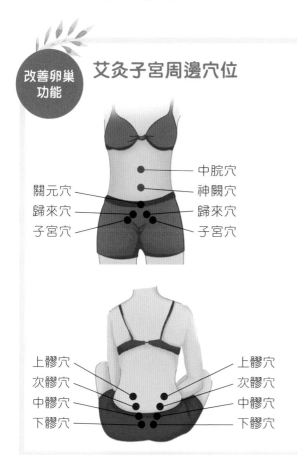

中脘穴
神闕穴
關元穴
歸來穴
子宮穴
歸來穴
子宮穴

上髎穴
次髎穴
中髎穴
下髎穴
上髎穴
次髎穴
中髎穴
下髎穴

穴位定位

中脘穴位於胸骨下端和肚臍連接線中點；神闕穴位於肚臍中央；關元穴位於肚臍下 3 寸處；歸來穴位於下腹部，肚臍下 4 寸、旁開 2 寸處；子宮穴位於下腹部，肚臍下 4 寸、旁開 3 寸處；八髎穴分為上髎、次髎、中髎和下髎，左右共 8 個穴位，分別位於第一、第二、第三、第四骶後孔中。

操作手法

中脘穴、神闕穴、關元穴各灸 20 分鐘，歸來穴、子宮穴各灸 30 分鐘，八髎穴灸 30 ～ 40 分鐘。

❗ 特別提示

月經不調的女性患者還應加灸三陰交穴。

◖◗ 養腎才能優生，按摩腎俞穴預約更優秀的寶寶

症狀

　　腎功能失常會導致腰膝痠軟；月經不調；性慾減退；失眠多夢，記憶力減退等。

日常生活調養

1. 保持規律、有節制的性生活，不可縱慾。
2. 適量增加滋補腎臟食物的攝入量，如板栗、黑豆、黑芝麻、羊肉、泥鰍等，同時減少過鹹、過涼食物的攝入量，全方位養護腎臟。
3. 調整心態，每天都要過得快快樂樂，尤其不要出現恐懼、受驚等狀況，以免傷腎。

偏方

　　中醫理論認為，腎為先天之本，主藏精，主生殖。養腎是優生的關鍵，生殖器官的發育和生殖能力的強弱，都與腎息息相關。如果腎功能失常，生殖功能也會下降，常見的不孕不育問題均與腎功能異常有關。想要懷上聰明健康的寶寶，未準媽媽必須注重養腎，給寶寶一個強壯的先天之本。

　　腎俞穴是腎經的主要穴位，臨床上常用於治療腰痛、腎臟病、血壓異常、耳鳴、精力減退等症。經常按壓腎俞穴可以強壯腎氣，增加腎臟的血流量，改善腎功能，尤其對月經不調、白帶異常、性冷感等婦科疾病有顯著療效。

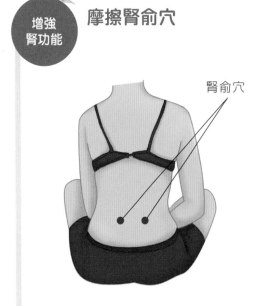

增強腎功能

摩擦腎俞穴

腎俞穴

穴位定位
腰部第二腰椎棘突下，旁開 1.5 寸處，左右各一個。

操作手法
睡前端坐，兩手摩擦雙腎俞穴，每次 10 ～ 15 分鐘；或者每日散步時，雙手握空拳，邊走邊擊打雙腎俞穴，每次擊打 30 ～ 50 次。

❶ 特別提示
雙手摩擦至熱後將掌心貼於腎俞穴，重複 3 ～ 5 分鐘，也可起到養腎的作用。

● 氣血虛又瘀阻，丹參紅棗粥幫你孕氣飆升

症狀

　　氣血虧虛與血瘀是導致女性難孕、不孕的重要原因，患者會出現面色淡白或萎黃、少氣懶言、神疲乏力、自汗眩暈、心悸失眠、經血有塊、胸脅脹滿、乳房脹痛、煩躁易怒等不適。

日常生活調養

1. 經常進行運動鍛煉，以有氧運動為主，無氧運動為輔，並保持積極樂觀的心態。
2. 多吃牛肉、羊肉、葡萄、紅棗、當歸、黃芪等補氣生血的食物，川芎、丹參、山楂、茄子、油菜、木耳、玫瑰、益母草等具有活血、通絡、化瘀功效的食物也必不可少。

偏方

　　在「好孕」的路上，血瘀、氣血虧虛猶如兩頭攔路虎，阻礙女性順利升級為準媽媽，想要升級成功，必須先打敗它們。

　　丹參，性微寒，味苦，入心、肝經，具有祛瘀止痛、活血通經、清心除煩的功效，常用於治療月經不調、經閉痛經、心煩不眠等症。紅棗，性溫，味甘，入脾、胃經，可補益脾胃、補氣養血、養心安神、延年益壽。

　　將丹參與紅棗一同煮粥，可以起到活血通經、滋補氣血、安神除煩等作用，適合氣血兩虛、血瘀的不孕女性食用。

活血化瘀 滋補氣血

丹參紅棗粥

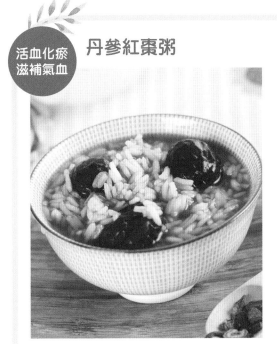

原料
丹參 10 克，紅棗 10 顆，糯米 50 克，紅糖適量。

做法
1. 將丹參、紅棗、糯米洗淨，將紅棗去核；將丹參入鍋水煎取汁。
2. 向鍋中加入適量清水，煮沸後放入糯米、紅棗，續煮 20 分鐘，放入丹參汁，續煮 30 分鐘，加紅糖即可。

❗ 特別提示
糯米難以消化，不宜過量食用，每次 30 ～ 50 克為宜。

● 子宮寒懷孕難，生薑紅糖水為寶寶打造暖暖的新家

症狀

　　宮寒對女性的身體傷害極大，不僅會導致月經不調、閉經、痛經、子宮內膜異位症、陰道炎等婦科疾病，嚴重時還會造成不孕，同時伴有小腹冷痛、手腳發涼、腰痠腰涼、性慾減退等全身不適。

日常生活調養

1. 經常按揉、艾灸三陰交穴，調理肝、脾、腎的功能，提高孕育新生命的能力。
2. 驅除寒氣應積極運動鍛煉，多進行戶外活動，經常進行日光浴
3. 日常飲食應多吃紅糖、生薑、紅棗、桂圓、荔枝、米酒等溫補驅寒的食物，盡量不吃生冷、寒涼的食物。

偏方

　　宮寒是孕育新生命的一大障礙，對孕育寶寶的全過程都極具破壞力：既可以影響女性的性慾，還可以使受精卵無法順利着床，僥倖受孕後也非常容易流產。所以，想要孕育健康的寶寶，首先要為寶寶準備住得下、長得好的溫暖房間，讓子宮變成暖意融融的安樂窩。

　　生薑可解表散寒、溫中止嘔、化痰止咳，適量吃些生薑可以將體內的寒邪代謝出去，有助於防治宮寒。「女子不可百日無糖」，紅糖具有化瘀生津、散寒活血、暖胃健脾、緩解疼痛的功效，可以將子宮裏的寒氣驅除出去。

　　將生薑與紅糖煮水飲用，可以扶正驅寒、發汗解表、活血化瘀，有效預防與緩解寒邪對子宮的傷害，大大提升育齡女性的「孕氣」。

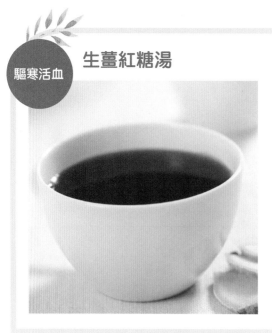

驅寒活血

生薑紅糖湯

原料
生薑 3～5 片，紅糖 5 克。

做法
將鍋置於火上，放入薑片、紅糖，倒入約 500 毫升的清水，蓋上鍋蓋，用大火燒開後轉用小火煮15～20 分鐘，挑揀出薑片飲用即可。

❗ 特別提示
自己煮的生薑紅糖水具有更強的驅寒溫補功效，因此應少喝市售的生薑紅糖沖劑。

◖ 肝鬱帶來不孕，佛手菠蘿蘋果湯讓你好孕來

症狀

　　婚後在未避孕的情況下一直沒有受孕，經前綜合症明顯，經血顏色紫紅且有血塊，痛經。

日常生活調養

1. 期門穴與太沖穴皆具有疏肝理氣的作用，經常按壓、艾灸這兩個穴位可以緩解肝鬱帶來的諸多不適症狀。
2. 努力讓自己保持樂觀、積極的情緒，避免負面情緒加重肝鬱症狀。
3. 飲食上應適量增加疏肝理氣食物的攝入量，多吃金橘、橙子、柚子、佛手、山楂、玫瑰、番茄、白蘿蔔等食物。

偏方

　　在中醫看來，肝主情志，喜條達，惡抑鬱，抑鬱、憤怒的壞情緒會損傷肝的功能，導致肝氣失調、氣血不和，進而造成沖任不能相助，形成不孕。此時，最需要的治療是疏肝理氣。

　　佛手，性溫，味甘、苦、辛，入肝、脾、肺經，《本草再新》中記載：「（佛手）治氣舒肝，和胃化痰，破積，治噎膈反胃，消症瘕瘰癧」，是疏肝理氣的食療佳品。

　　佛手菠蘿蘋果湯具有疏肝理氣、活血化瘀、健脾燥濕、美容養顏等功效，對於肝鬱型不孕有著極好的食療效果。

**疏肝理氣
開胃養顏**

佛手菠蘿蘋果湯

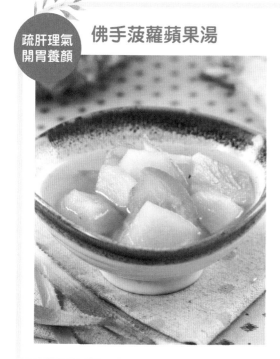

原料

佛手 15 克，菠蘿 200 克，蘋果 2 個，冰糖適量。

做法

1. 將佛手、菠蘿洗淨，切片；將蘋果洗淨，去皮、核，切塊。
2. 向鍋中加水，燒開水後放入蘋果、佛手、菠蘿，煮開後改用小火燉 1 小時，加冰糖調味即可。

❶ 特別提示

此湯不宜空腹飲用，飯後 30 ～ 60 分鐘飲用最佳，可以促進消化和營養吸收。

● 濕熱導致不孕，冬瓜粥助你成功升級準媽媽

症狀

婚後不孕，經常感到口乾卻不想喝水、口苦、口臭或者嘴裏有異味，眼睛發紅、乾澀，紅血絲多，白帶量多、色黃，易長青春痘，容易發怒，脾氣急躁。

日常生活調養

1. 避免長時間待在潮濕的環境中，保持室內通風良好。
2. 保持規律的作息時間，堅持睡好子午覺，嚴格進行戒煙戒酒。
3. 平時多吃清淡祛濕、補養脾胃、利水的食物，如絲瓜、苦瓜、青瓜、葫蘆、蓮藕、橄欖、藿香、西瓜、綠豆、紅豆等。

偏方

中醫理論認為，濕邪入侵體內，蘊而生熱，損傷沖任督帶，因而導致不孕。治療濕熱型不孕的根本原則是清熱祛濕，清除體內的濕與熱。

冬瓜，性涼，味甘淡，入肺、大腸、小腸、膀胱經，《隨息居飲食譜》中記載了冬瓜的主要功效：「清熱，養胃生津，滌穢治煩，消癰行水，治脹滿，瀉痢霍亂，解魚、酒等毒。亦治水腫，消暑濕」，是清熱解毒、祛濕解暑、利水消痰、除煩止渴的優質蔬菜。

將冬瓜子、冬瓜皮與冬瓜一起煮粥食用，清熱祛濕效果更佳，可以有效清除體內的濕熱，夏天食用還可以防治中暑。

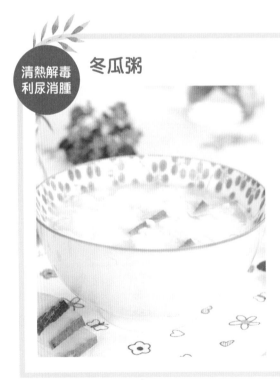

**清熱解毒
利尿消腫**

冬瓜粥

原料

鮮冬瓜（連皮）、大米各 100 克，冬瓜子 15 克。

做法

1. 將大米淘淨；將鮮冬瓜連皮洗淨，切塊；將冬瓜子水煎取汁。
2. 向鍋中加入冬瓜子水煎汁、冬瓜塊、大米，煮沸後改用小火煮至稠粥狀即可。

❶ 特別提示

如果不喜食粥，將冬瓜與冬瓜子一起煮湯飲用也可以起到很好的清熱祛濕作用。

懷孕

成功升級為準媽媽後，驚喜、激動又有一些擔心，擔心自己的飲食和生活出了問題，影響寶寶的一生。其實，通過合理的飲食、運動及情緒調整，每個準媽媽都能成為最棒的媽媽，280 天的孕期也會變得更加順利。

● 妊娠嘔吐來襲，生薑橘皮水幫你擺脫又餓又噁心的窘境

症狀

受孕後 40 天至 3 個月內出現食慾不振、噁心嘔吐、食入即吐、偏食挑食、發困乏力、頭暈倦怠等孕期病症，一般會在受孕 12 周後自行消失。

日常生活調養

1. 保持室內空氣清新，遠離二手煙、廚房油煙。
2. 刷牙時避免牙刷碰到咽部，以免誘發嘔吐。
3. 早晨不宜立刻起床，應繼續臥床 30 分鐘，嘔吐嚴重者可以將早餐安排在床上進食。

偏方

生薑富含的薑烯、薑酮具有顯著的止嘔作用，可用於治療反胃、嘔吐等症。橘子皮可理氣調中、燥濕化痰，常用於治療脾胃氣滯、脘腹脹滿、嘔吐等症，準媽媽用橘子皮泡水代茶飲可以起到緩解噁心嘔吐、提高食慾的作用。

生薑橘皮湯可以有效緩解孕早期出現的噁心、嘔吐、食慾不振等不適，純食材配方對準媽媽和胎寶寶來說都很安全。

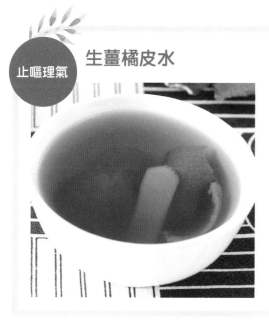

止嘔理氣

生薑橘皮水

原料

生薑 10 克，橘皮 10 克，紅糖適量。

做法

1. 將生薑洗淨、去皮，切成片；將橘皮洗淨，撕成塊備用。
2. 將生薑和橘皮放入鍋中，加入適量清水，用大火燒開後轉用小火繼續煮 3 分鐘，加入適量紅糖，繼續煮 1 分鐘即可。

❗ 特別提示

此湯煮好後可以當作茶水飲用，但晚上不宜飲用，以免引起腸胃不適。

◑ 孕期感冒咳嗽，喝白蘿蔔湯安全又有效

症狀

咳嗽，伴有痰多、鼻塞等不適。

日常生活調養

1. 多喝溫開水促進排尿，將身體新陳代謝產生的廢物及時排出，既可以有效預防感冒，也能夠減輕發燒等不適，加速感冒痊癒。
2. 在醫師指導下服用感冒藥，不可擅自用藥。
3. 少去人多的公共場所，如商場、電影院、遊樂園等。
4. 飲食宜清淡、稀軟，可減輕脾胃負擔。多吃新鮮的水果和蔬菜，不僅能提高食慾，它們富含的多種維他命還能增強免疫力，有助於早日趕走感冒。避免食用生冷、過於鹹甜和酸辣的食物，少吃高脂肪、高蛋白食物，以免加重病情和胃腸負擔。

偏方

準媽媽最怕的就是孕期生病，吃藥治療怕傷及肚子裏的胎寶寶，不吃藥則會加重病情，置胎寶寶於更加危險的境地，真是兩難的選擇。其實，對於感冒這種常見病，可以通過食療減輕不適感，起到輔助治療的作用，幫助準媽媽減少藥物的使用量，間接保護胎寶寶。

白蘿蔔，富含維他命 B 雜、維他命 C、鉀、鎂、鈣、磷、芥子油、膳食纖維等營養物質，是化痰清熱、止咳解毒、下氣寬中的優質食材。將其煮湯飲用，可以輔助治療咳嗽、咳痰等呼吸道疾病，有效減輕感冒引發的鼻塞、咳嗽等不適。

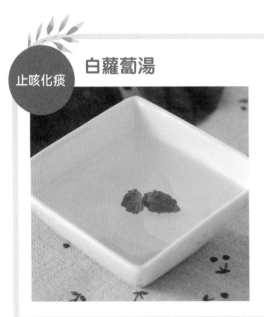

止咳化痰

白蘿蔔湯

原料

白蘿蔔 150 克，白糖 5 克。

做法

1. 將白蘿蔔洗淨，切片。
2. 向鍋中加入 900 毫升清水，放入切好的白蘿蔔片，用大火燒開後轉用小火繼續煎煮至剩下 600 毫升湯水，加入白糖即可。

❗ 特別提示

此湯放至溫熱喝一杯，半個小時後再喝一杯，更益於緩解咳嗽痰多症狀。

● 先兆流產別恐慌，快喝小米棗豆粥

症狀

　　先兆流產指的是已經出現流產的先兆但尚未發生流產的情況，主要症狀為腹部隱痛、陰道少量出血。

日常生活調養

1. 孕早期不宜劇烈運動、手提或托舉重物，出現先兆流產後應多臥床休息，保持積極樂觀的心態，不要過於緊張焦慮。
2. 飲食宜清淡、易消化、富有營養，適量增加奶製品、豆製品、豬瘦肉、豬腰、紅棗、葡萄乾、糯米、小米等食物的攝入量。忌食山楂、螃蟹、薏米、肉桂、冬葵子等不利於安胎的食物。
3. 盡量避免與有毒化學物質接觸，不宜搬入新裝修的房子。
4. 出現先兆流產時應及時尋求專業醫師的幫助，積極保胎。

偏方

　　中醫理論認為，引發先兆流產的原因主要是氣虛、血虛、腎虛、血熱等，其中氣血虧虛的先兆流產患者佔很大比例，對於這種症狀的患者，應進行補血益氣的食療。

　　小米被譽為五穀之王，可健脾和胃、補益虛損、和中益腎、安神助眠，將其熬粥是最健康的吃法，小米煮粥有「代參湯」的美稱。紅棗，性溫，味甘，入脾、胃經，是益氣補血、補脾養胃、養心安神、美容養顏的優質食材。

　　小米棗豆粥具有補氣養血、健脾益胃、安神補虛的食療功效，氣血虧虛的先兆流產患者食用可以有效安胎。

補氣益血安神補虛

小米棗豆粥

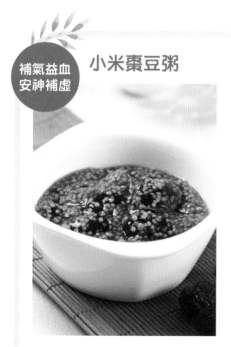

原料

小米 100 克，紅棗 30 克，紅豆 15 克，紅糖適量。

做法

1. 將小米洗淨；將紅豆洗淨，浸泡 4 個小時；將紅棗洗淨、去核。
2. 向鍋中倒入適量清水，煮沸後下紅豆，煮至半熟。
3. 將小米和紅棗倒入鍋中，煮至熟爛，加紅糖調味即可。

❶ 特別提示

血虛、腎虛的先兆流產患者還可以加些葡萄乾、核桃、花生一同煮粥，安胎效果更好。

● 告別妊娠腿抽筋，來一碗黑芝麻山藥羹

症狀

　　腿抽筋，學名肌肉痙攣，是一種肌肉自發的強制性收縮。妊娠腿抽筋常常於夜間發作，發作時疼痛難忍，可以將人痛醒，且長時間難以止痛，嚴重影響準媽媽的睡眠質量。

日常生活調養

1. 保證孕期攝入足量的鈣元素與維他命 D，多吃奶製品、豆製品、魚類、黑芝麻等食物。
2. 白天多到戶外走走，陽光的照射有利於人體合成維他命 D。
3. 不宜久坐久站，避免腿部肌肉過度疲勞，不宜穿高跟鞋。
4. 腿抽筋時將腳趾用力向頭部掰動，可以有效緩解疼痛症狀。

偏方

　　孕期腿抽筋預示着準媽媽體內已經出現了鈣缺乏，將影響胎寶寶身高、體重、頭顱、脊椎、四肢的發育，準媽媽自身也更容易出現骨質疏鬆、妊娠高血壓等不適。嚴重缺鈣時準媽媽還會出現蛋白尿、水腫、癲癇、流產、難產、骨盆畸形。

　　黑芝麻中含有大量的蛋白質、不飽和脂肪酸、維他命 A、維他命 E、卵磷脂、鈣、鐵、鉻等營養物質。將黑芝麻研成粉食用，補鈣效果非常出色，不僅有着不輸奶酪的含鈣量，還有着很高的吸收率。

　　黑芝麻山藥羹不僅可以幫助準媽媽防治缺鈣，還可以起到滋補肝腎、益血潤腸的作用，有助於準媽媽順利度過孕期。

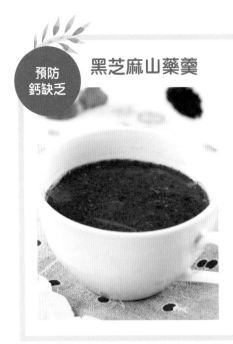

預防鈣缺乏

黑芝麻山藥羹

原料

黑芝麻、山藥各 50 克，白糖 10 克。

做法

1. 將黑芝麻去雜質，洗淨晾乾，放入鍋內用小火炒香，用料理機將黑芝麻研磨成細粉；將山藥放入乾鍋中烘乾，同樣用料理機打成細粉備用
2. 將黑芝麻粉和山藥粉緩緩加入沸水鍋內，放入白糖，不斷攪拌，煮 5 分鐘即可。

❶ 特別提示

黑芝麻粉和山藥粉應分少量多次加入沸水鍋中，這樣煮出的羹沒有結塊，口感更細滑。

● 孕期消化不良，高粱小米豆漿最在行

症狀

女性在孕期會出現一系列生理變化，更容易出現噁心、嘔吐、食慾不振等消化不良症狀。

日常生活調養

孕期消化不良一般不需要進行藥物治療，通過合理飲食和食療即可緩解各種不適感。建議準媽媽消化不良時堅持少量多餐、清淡易消化的飲食原則，多吃自己喜歡的食物，少吃或者不吃甜食、肥膩的食物。待食慾改善後可以適量增加營養豐富的食物的攝入量，如豆製品、肉類、魚蝦等。

偏方

隨着胎寶寶的發育，準媽媽體內的孕激素含量增加，胃酸分泌減少，胃腸蠕動減弱，逐漸增大的子宮也會壓迫胃腸，因此準媽媽屬消化不良的高發人群。

高粱，性平，味甘、澀，具有健脾和胃、止瀉固澀、抑制嘔吐等功效，可以輔助治療消化不良、濕熱、下瀝、小便不利等症。小米可健脾和胃、補益虛損、和中益腎、安神助眠。黃豆則能為準媽媽提供豐富的蛋白質、不飽和脂肪酸、鈣、卵磷脂等營養物質。

高粱小米豆漿是益脾和胃、補虛益氣的食療佳品，對於孕期出現的積食、消化不良皆有一定的改善作用。

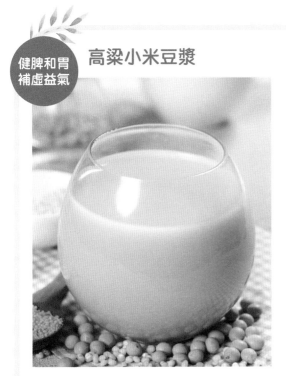

**健脾和胃
補虛益氣**

高粱小米豆漿

原料
黃豆50克，高粱、小米各20克。

做法
1. 將黃豆浸泡10~12小時，洗淨；將高粱淘淨，浸泡兩小時；將小米洗淨。
2. 將上述原料放入豆漿機中，加水到機體水位線間，接通電源，按「五穀豆漿」啟動鍵，20分鐘左右豆漿即可做好。

❗ **特別提示**
不喜歡喝豆漿的準媽媽也可以將黃豆、高粱和小米一同煮粥食用，同樣可以緩解孕期消化不良帶來的不適。

● 消除妊娠水腫，西瓜青瓜汁最在行

症狀

　　妊娠水腫是孕期出現的常見不適，尤其是懷孕 6 個月以後，大多數準媽媽都可能出現下肢水腫的症狀，多發生在雙膝以下，尤其是腳踝和腳部，有的準媽媽的大腿和小腿也會出現水腫。

日常生活調養

1. 控制食鹽的攝入量，堅持清淡飲食，忌食煙熏食物、醃制食物、鹹菜、鹹魚、臘肉。適量飲水，水腫比較嚴重的準媽媽還應控制水分的攝入量。
2. 多吃利尿消腫的食物，如冬瓜、青瓜、蘆筍、西瓜、紅豆等。盡量少吃或者不吃容易脹氣和難以消化的食物，以免水腫症狀加重。
3. 如果小腿水腫發生在早晨，或者水腫蔓延至膝蓋以上，同時還伴有心悸、氣短、四肢無力、尿少等不適，應及時到醫院就診，以免延誤病情。

偏方

　　西瓜中含有大量的水分，維他命 C、瓜氨酸、鉀元素的含量也較高，具有清熱解暑、利尿排毒等功效，不僅能促進體內毒素隨尿液排出體外，還能夠緩解準媽媽的水腫症狀。青瓜同樣具有利尿排毒的作用，還可以幫助準媽媽控制體重過快增長。

　　西瓜青瓜汁具有利尿消腫、排毒養顏、清熱解暑等功效，可以顯著緩解妊娠水腫，讓準媽媽更加健康、美麗。

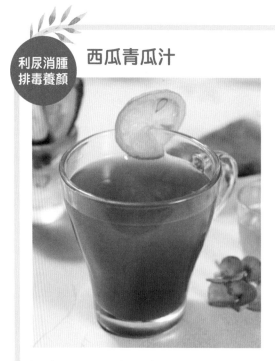

**利尿消腫
排毒養顏**

西瓜青瓜汁

原料
西瓜 250 克，青瓜 150 克，檸檬 1/4 個。

做法
1. 將西瓜、檸檬去皮、籽，切成小塊；將青瓜洗淨，切成小塊。
2. 將上述食材放入豆漿機中，加涼白開水到機體水位線間，按「果蔬汁」啟動鍵，攪打均勻即可。

❶ 特別提示
西瓜含糖量高，因此此汁不宜大量飲用，以免誘發妊娠糖尿病。

女性常見病特效秘方偏方

● 準媽媽便秘非小事，趕緊用香蕉馬鈴薯泥潤潤腸

症狀

便秘表現出的症狀因人而異，通常呈現出排便無規律、排便次數明顯減少（每次間隔3天或者更長）、糞便乾硬燥結、排便困難、腹脹腹痛等不適。

很多準媽媽孕前並沒有便秘的煩惱，懷孕之後因為飲食不節、內分泌和生理變化出現了便秘的症狀。便秘的準媽媽，病情輕者會腹脹、腹痛，病情嚴重者可能出現急性尿滯留、腸梗阻併發早產。

日常生活調養

1. 孕期不宜太過安逸，應適度做些家務與運動，保持一定的活動量，以免加重便秘。
2. 發生便秘時應多喝水，忌食辣椒、薑、蒜、胡椒等食物。多吃富含膳食纖維和油脂的食物，如粗糧、紅薯、馬鈴薯、香蕉、蘋果、核桃、芝麻等。
3. 長時間的精神緊張、情緒激動、憂愁、抑鬱會造成腸道蠕動減弱，導致排便時間延長，因此準媽媽應努力保持愉悅的心情。

偏方

香蕉中含有豐富的果膠，經常食用可起到潤腸通便的作用，是便秘者的上佳食用水果。此外，香蕉富含的維他命B雜可以促進消化液的分泌，幫助促進胃腸蠕動，有助於防治便秘。

將香蕉與同樣屬富膳食纖維食材的馬鈴薯一起烹調食用，可以有效防治便秘，緩解大便乾燥、腹脹等不適。

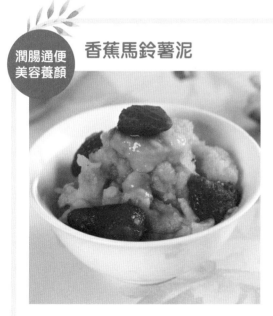

潤腸通便
美容養顏

香蕉馬鈴薯泥

原料

香蕉1根，馬鈴薯兩個，草莓6顆。

做法

1. 將馬鈴薯洗淨，去皮，放入鍋中蒸至熟軟；將草莓洗淨，每個草莓對半切。
2. 將蒸熟的馬鈴薯壓成泥狀，放涼備用；將香蕉去皮，用湯匙搗碎。
3. 將香蕉泥、馬鈴薯泥攪拌均勻，四周擺上草莓即可。

❗ 特別提示

選購香蕉時應選擇已經成熟的，生香蕉無法緩解便秘症狀。

◖ 孕期腹瀉不再煩，蒸蘋果止瀉又養顏

症狀

腹瀉的典型症狀主要有糞便質地稀薄（嚴重時呈水樣）、排便次數明顯增加、每日排便量超過200克、排便急迫、肛門不適。

日常生活調養

1. 堅持少食多餐的原則，減少每餐的進食量，幫助腸胃減輕負擔。由於體內的水分和電解質大量流失，因此應多喝白開水、淡鹽水，以免出現脫水與電解質紊亂。
2. 多喝酸奶，酸奶中的乳酸菌能夠維護腸道菌群生態平衡，促進胃腸道分泌消化酶，可以有效預防腹瀉。

偏方

懷孕後，準媽媽體內的激素水平發生變化，胃排空時間延長，小腸蠕動減弱，很容易在外界因素的影響下出現腹瀉。腹瀉會影響營養物質的吸收，進而影響胎寶寶的生長發育，嚴重時還會造成流產或早產。

蘋果是一種神奇的食物，生吃時可以防治便秘，熟食則可緩解腹瀉。蘋果所含的果膠和鞣酸具有吸附和收斂作用，蒸熟或者煮熟後食用可有效澀腸止瀉、健脾生津，對消化不良引起的腹瀉尤其有效。

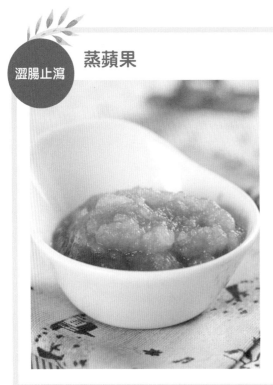

澀腸止瀉

蒸蘋果

原料

鮮蘋果1個（約150克）。

做法

1. 將蘋果洗淨，去外皮及內核。
2. 將蘋果切成薄片，放入碗內加蓋，置於鍋中隔水蒸熟，然後用湯匙搗成泥狀即可。

❗ 特別提示

蔗糖會加重腹瀉，因此此羹不宜加蔗糖調味。

坐月子

一般來講，從胎盤娩出到全身各器官（除乳房外）恢復或接近未孕狀態大約需要 42 天，這一時期稱為產褥期，也就是俗稱的「月子」。

● 產後缺乳，花生通草粥幫你摘掉「貧乳」媽媽的稱號

症狀

產後乳汁很少或沒有泌乳，無法滿足寶寶的需求甚至不能餵養寶寶的情況稱為產後缺乳。乳汁為氣血所化，因此新媽媽還會出現乳汁清稀、乳房柔軟無脹痛感、面色萎黃、食慾不振、疲勞乏力等不適。

日常生活調養

1. 產後應適量多吃補氣養血的食物，如紅棗、桂圓、花生、黑米、紅糖、烏雞、牛肉、豬蹄等，也可以在中醫的指導下用通草、王不留行等中藥制成藥膳催乳。
2. 哺乳期間應多喝湯水，如排骨湯、蔬菜湯、小米粥、豆漿等，既有助於讓乳汁豐沛，又能讓乳汁富含營養物質。
3. 分娩後應母嬰同室、及早開奶、讓寶寶勤吸吮，同時堅定母乳餵養的信心。

偏方

通草可清熱利水、下乳通竅，常用於治療產後乳少、乳汁不下、經閉帶下等症。王不留行同樣可以活血下乳，幫助新媽媽解決乳汁不足的煩惱。花生，性平，味甘，入脾、肺經，具有滋補氣血、養血通乳、補脾和胃的功效，可以防治產後缺乳。

新媽媽食用花生通草粥可健脾和胃、止血補血、催乳，使新媽媽氣血充盈、乳汁分泌充足。

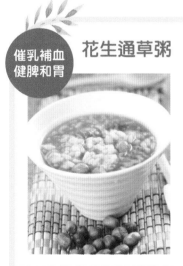

**催乳補血
健脾和胃**

花生通草粥

原料
花生米 30 克，通草 8 克，王不留行 12 克，大米 50 克，紅糖適量。

做法
1. 將花生米、大米洗淨，用水浸泡兩小時；將通草、王不留行加適量清水煎煮藥汁。
2. 將藥汁、花生米、大米一同入鍋，加適量清水熬粥；米熟粥爛後，加入紅糖拌勻即可。

❗ 特別提示
浸泡花生、大米的水裏溶解了很多營養物質，因此不宜倒掉，可以直接用來煮粥。

● 產後惡露不淨，蓮藕粥養血補血

症狀

惡露是女性分娩後從陰道中排出的分泌物，正常情況下惡露有血腥味但無臭味，顏色和內容物會隨時間而變化，持續 4～6 周。如果超出上述時間仍有較多帶血惡露排出，稱為產後惡露不淨。

日常生活調養

1. 保持私處清潔，穿著棉質內褲並且每日一換，大小便後用溫水從前向後沖洗私處。
2. 食療應以活血化瘀為原則，適量多攝入蓮藕、山楂、益母草、玫瑰等食物。
3. 長時間惡露不淨會導致新媽媽失血過多，造成氣血不足、體質虛弱等不適，所以日常飲食應注意補血補虛，多吃烏雞、牛肉、瘦豬肉、雞蛋、紅棗、小米、糯米、花生、紅糖等滋補身體的食物。

偏方

中醫對產後惡露不淨頗有研究，認為治療方法應以祛瘀、補虛為主。蓮藕是「水八仙」之一，具有極高的藥用價值，可健脾開胃、益氣養血、止血散瘀。

將蓮藕煮粥食用，不僅可以促進惡露排出，還可以滋養氣血，防治因惡露不淨導致的體虛體弱不適。

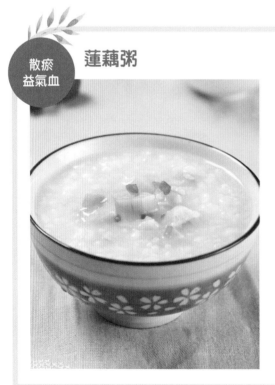

散瘀益氣血

蓮藕粥

原料
蓮藕 100 克，大米 50 克，鹽、葱末各適量。

做法
1. 將蓮藕削皮，洗淨，切成小塊。
2. 將大米洗淨，先入鍋加適量清水熬粥。
3. 待粥熟時加入蓮藕，煮至蓮藕表面變色，加鹽、葱末調味即可。

❶ 特別提示
藕節短、藕身粗、肉質脆嫩、帶有自然清香、無變色鏽斑的蓮藕口感更好。

● 產後尿失禁，常喝益腎補虛的黃芪牛肉蔬菜湯

症狀

分娩很容易損傷膀胱周圍的支撐組織，導致新媽媽的各個器官變得鬆弛，造成尿失禁，使尿液不自主地流出。

日常生活調養

1. 雙手疊放在小腹中央，順時針按摩 5 分鐘，以感覺小腹微微發熱為宜，可以強化膀胱功能，緩解尿失禁症狀。
2. 積極預防便秘，減輕腹壓，否則會加重病情。
3. 多吃具有補腎益氣的食物，如羊肉、牛肉、山藥、板栗、核桃、黑豆、芝麻等。

偏方

在中醫看來，產後尿失禁與「腎氣不固，膀胱失約」有關，尿失禁的新媽媽當務之急是補腎氣。

黃芪，性微溫，味甘，入脾、肺經，中醫稱之為「補氣之最」，具有補氣固表、補中升陽、排毒生肌、止汗利水的功效。牛肉是補脾胃、益氣血、強筋骨的優質食材。西蘭花則具有補腎填精、補脾和胃的功效。

黃芪牛肉蔬菜湯可補腎益氣、健脾和胃、養血補虛，有益於緩解產後尿失禁，同時還能預防產後乏力、便秘等不適。

補腎益氣 補虛強身

黃芪牛肉蔬菜湯

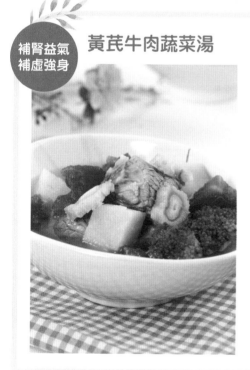

原料

牛肉 500 克，黃芪 25 克，番茄 2 個，西蘭花、馬鈴薯各 1 個，鹽適量。

做法

1. 將牛肉洗淨，切成大塊，放入沸水中焯燙；將馬鈴薯、番茄洗淨，去皮，切塊；將西蘭花切成小朵，洗淨備用；將黃芪洗淨。
2. 將牛肉塊放入鍋中，加適量清水、黃芪煮 1 小時，再加入馬鈴薯塊，用大火煮開後轉用小火續煮 20 分鐘，加番茄塊再煮 10 分鐘，加鹽調味即可。

❶ 特別提示

將番茄劃上十字，放入開水中煮 1～2 分鐘，撈出後可以輕鬆剝去番茄皮。

● 產後厭食，白扁豆瘦肉湯開胃又強體

症狀

產後厭食指的是新媽媽因分娩損傷、休息不足、過度勞累或刻意減肥導致的食慾不振症狀，長期厭食還會導致面色萎黃、形體消瘦。

日常生活調養

1. 好心情帶來好食慾，每天保持陽光的心情，對自己和寶寶都有益處。
2. 適度運動可以增進食慾，順產媽媽產後 2 周就可以做一些簡單、輕柔的運動或者輕體力家務，這樣可以促進胃腸蠕動，加快食物的消化吸收，有助於改善厭食症狀。
3. 產後忌暴飲暴食，滋補身體應循序漸進、少食多餐、定時定量的原則。
4. 日常飲食應增加開胃、健脾食物的攝入量，如白扁豆、番茄、山藥、馬鈴薯、紅蘿蔔等。

偏方

《本草綱目》中記載，硬殼白扁豆其氣腥香，其性溫平，得乎中和，脾之穀也。入太陰氣分，通利三焦，能化清降濁，故專治中宮之病。消暑除濕而解毒也。可見白扁豆是健脾、化濕、消暑的藥食兩用佳品，對於脾虛生濕、食慾不振、白帶過多、暑濕吐瀉、煩渴胸悶等症皆有很好的療效。

白扁豆瘦肉湯具有健脾開胃、補血益氣的功效，能夠增強厭食新媽媽的食慾，讓新媽媽胃口好、吃得香！

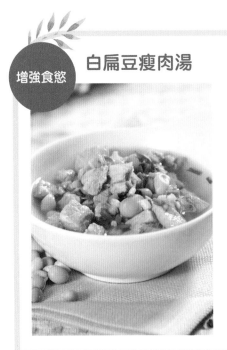

增強食慾

白扁豆瘦肉湯

原料
白扁豆 80 克，豬瘦肉 50 克，香菜末、薑末、鹽各適量。

做法
1. 將白扁豆洗淨，浸泡 4 小時以上；將豬瘦肉洗淨，切成小丁。
2. 將油鍋燒熱，炒香薑末，放入豬瘦肉丁翻炒至變色，下入白扁豆翻炒均勻，加入適量清水，用大火燒開，轉用小火煮至白扁豆熟軟，加鹽調味，撒上香菜末即可。

❶ **特別提示**
此湯還可以緩解女性白帶增多的症狀，改善痰濕體質。

女性常見病特效秘方偏方

● 產後牙齒鬆動，牛奶鯽魚豆腐湯是良藥

症狀

牙齒鬆動屬產後常見病，主要發病原因為產後缺鈣、沒有做好口腔清潔工作。

日常生活調養

1. 不要聽信坐月子不能刷牙的說法，新媽媽應保持良好的口腔衛生，刷牙時使用無氟牙膏和軟毛牙刷。
2. 不要進食質地太過堅硬的食物，坐月子時應以軟爛的食物為主。
3. 多吃高鈣食物和補腎食物，如奶製品、豆製品、雞蛋、蝦仁、蝦皮、芝麻醬等。
4. 經常叩齒，具體操作方法是先輕閉口唇，然後上下門牙、左側上下牙、右側上下牙、上下門牙依次各叩擊 9 次。

偏方

新媽媽每天攝入的鈣質不僅要滿足自身的生理需求，還要為分泌乳汁添磚加瓦，所以新媽媽更容易出現鈣缺乏。鈣是構成骨骼和牙齒的重要物質，補充充足的鈣質可以幫助新媽媽堅固牙齒。中醫理論則認為，腎主骨，齒為骨之餘，因此牙齒鬆動的新媽媽還應及時補腎。

牛奶、豆腐與鯽魚中含有豐富的鈣質，皆是補充鈣質的好食材。新媽媽經常食用牛奶鯽魚豆腐湯，不僅可以防治產後牙齒鬆動，還可以起到催乳、補虛、安眠的食療功效。

固齒補虛

牛奶鯽魚豆腐湯

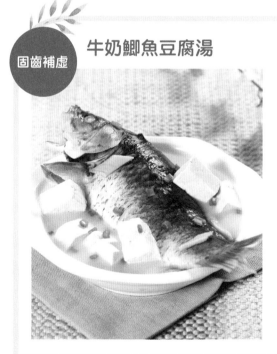

原料

牛奶 200 毫升，鯽魚 1 條，豆腐 100 克，蔥花、薑片、鹽各適量。

做法

1. 將鯽魚收拾乾淨，用熱油煎至兩面微黃；將豆腐洗淨，切塊。
2. 向砂鍋內倒入適量溫水並置於火上，放入鯽魚、薑片，用大火燒開後轉用小火煮 40 分鐘。
3. 向鍋中下入豆腐略煮，加鹽調味，倒入牛奶，撒上蔥花即可。

❶ 特別提示

煎魚使用的食用油宜選擇豬油，這樣熬出來的湯汁奶白鮮美。

● 產後抑鬱，喝碗暖暖的香蕉牛奶燕麥粥吧

症狀

產後抑鬱的典型症狀主要有情緒低落、無精打采，對日常活動不感興趣，娛樂時感受不到快樂，常常生出自卑、自責、內疚之感，容易發怒、哭泣，同時伴有頭昏、頭痛、失眠、耳鳴等生理不適，嚴重時可產生自殺傾向。

日常生活調養

1. 忌食辛辣刺激性食物以及含有咖啡因的食物，以免加重抑鬱。
2. 適量增加維他命 B 雜、維他命 C、鉀元素的攝入量，牛奶、燕麥、香蕉、紅棗、堅果等食物可以有效緩解心情低落、煩躁不安、失眠多夢等不適。
3. 學會調節情緒，心情不好時聽聽輕柔優美的音樂、與朋友聊聊天、看看喜劇，同時應及時與家人溝通，讓親情驅散抑鬱帶來的陰霾。

偏方

香蕉有「快樂水果」的美稱，富含維他命 B6 和鉀元素，可以促進血清素的形成，具有穩定情緒、改善睡眠的作用。牛奶中含有豐富的維他命 B_{12} 和鈣質，可以改善記憶力下降、易疲勞、抑鬱、緊張等症狀。燕麥是維他命 B 雜的優質來源，可以緩解壓力、美容養顏。

香蕉牛奶燕麥粥具有穩定情緒、安神助眠、排毒養顏等功效，新媽媽食用可以有效預防、輔助治療產後抑鬱。

緩解負面情緒

香蕉牛奶燕麥粥

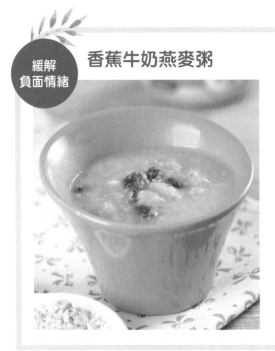

原料

香蕉 1 根，牛奶 100 毫升，燕麥片 20 克，葡萄乾 10 克。

做法

1. 將香蕉去皮，切成碎塊；將葡萄乾洗淨。
2. 向鍋內加入適量清水，放入香蕉、燕麥片、葡萄乾煮開，待粥熟時倒入牛奶拌勻即可。

❶ 特別提示

牛奶不宜高溫久煮，以免破壞營養物質，降低食療效果。

Chapter 6

內分泌調節特效方
讓你氣色好、身體棒、人不老

想要留住青春、健康與快樂，養好內分泌是關鍵。內分泌失調，早衰、婦科病、不孕、流產、暴脾氣都會找上門來。想做年輕、美麗、身材好的女人，從現在開始調養內分泌吧！

甲狀腺疾病

甲狀腺是人體非常重要的腺體，形似蝴蝶，位於頸部甲狀軟骨下方，氣管兩旁。常見的甲狀腺疾病有甲狀腺功能亢進症（簡稱甲亢）、甲狀腺功能減退（簡稱甲減）以及甲狀腺炎症等。

◑ 打敗甲減，請紫菜金針菇蝦皮湯來助陣

症狀

甲減是由於甲狀腺激素合成及分泌減少或其生理效應不足所致機體代謝降低的一種疾病，主要症狀有面色蒼白、眼瞼和面頰虛腫、嗜睡、反應遲鈍、記憶力減退、厭食等，女性患者還會出現月經量過多、不孕、流產等症狀。

日常生活調養

1. 保持心情愉悅，盡量減少憂鬱、憤怒、焦慮等不良情緒，有利甲狀腺功能恢復。
2. 堅持運動鍛煉可以有效調節內分泌失調，對促進甲狀腺恢復機能有一定的作用。需要注意的是，病情較重的患者不能進行激烈的無氧運動，以免導致呼吸困難。

偏方

碘是人體必需的微量元素之一，是維持甲狀腺健康和促進甲狀腺正常工作的最重要營養素。甲減患者除了食用加碘食鹽外，還應多吃紫菜、海帶、裙帶菜、蝦皮、海蜇等含碘量較多的食物。

紫菜金針菇蝦皮湯中含有豐富的碘元素，甲減患者食用可以改善缺碘症狀，有助恢復甲狀腺功能。

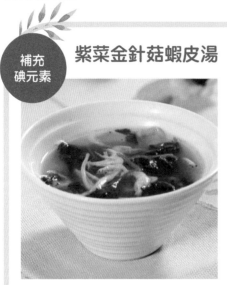

補充碘元素

紫菜金針菇蝦皮湯

原料

紫菜 15 克，蝦皮 10 克，金針菇 50 克，香菜末、鹽、料酒各適量。

做法

1. 將紫菜撕成小片；將蝦皮洗淨；將金針菇擇洗乾淨，焯水。
2. 油鍋燒熱，炒香蝦皮，淋少許料酒，加適量清水，中火燒開，放紫菜和金針菇略煮，加鹽調味，撒上香菜末即可。

❗ 特別提示

紫菜不宜過早放入鍋中，以免富含的碘元素被高溫揮發。

● 攻克甲亢難題，每天按揉足部反射區

症狀

甲亢是由於甲狀腺合成釋放過多的甲狀腺激素造成的病症，患者會出現突眼、眼瞼水腫、視力減退、體重減輕、心悸、出汗、進食和排便次數增多等症狀。

日常生活調養

1. 宜靜養，打球、爬山、游泳等劇烈運動應禁止，每天可外出散步，但時間不宜過長，病情嚴重時應臥床休息。
2. 保持規律的作息時間，不能太過勞累，更不能熬夜。保持愉悅的心情，避免不良的精神刺激，尤其要做到不生氣。
3. 適量增加主食、蛋白質、維他命的攝入量，以滿足過量的甲狀腺激素分泌所引起的代謝率增加。忌食含碘豐富的食物，如海帶、紫菜、裙帶菜、海魚、貝類、海蝦等，烹調用鹽應選擇低碘或者無碘鹽，生葱、生蒜、辣椒、胡椒、酒等辛辣刺激性食物也不宜食用。

偏方

我們的雙腳是十分神奇的部位，身體的各個器官和部位在這裏都能找到對應的區域，稱為足部反射區。按摩這些反射區，可以有效調節器官和部位的機能，有防病治病的功效。

甲亢患者經常按揉位於足部的甲狀腺反射區與腦垂體反射區，可以有效調節甲狀腺機能，使其恢復正常，改善甲亢帶來的諸多不適。

恢復甲狀腺功能

按揉足部反射區

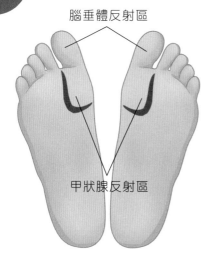

腦垂體反射區

甲狀腺反射區

定位

足部甲狀腺反射區位於雙腳底第一蹠骨上 1/2 的蹠骨頭處 1 和 2 蹠骨間，再向遠端呈彎帶狀。足部腦垂體反射區位於雙腳拇趾趾腹正中處。

操作手法

雙手按揉足部甲狀腺反射區、腦垂體反射區，每區分別揉搓 1 ～ 2 分鐘，每日兩次。

❶ 特別提示

使用指壓板刺激這兩個反射區時，每次宜踩壓 1 分鐘，每日兩次即可。

卵巢疾病

卵巢位於子宮底的後外側，左右各有一個，生理功能十分強大，不僅負責合成分泌雌激素、孕激素等 20 多種激素和生長因子，還為骨骼、免疫、生殖、神經等九大系統提供養料。女性 30 歲後卵巢功能開始衰退，容易患上卵巢早衰、多囊卵巢綜合症、卵巢囊腫等疾病。

● 雌激素過剩或不足，黃豆豆漿助力恢復平衡

症狀

女性體內雌激素過剩會導致肥胖、月經不調、排卵障礙、乳腺增生、子宮肌瘤、不孕症等疾病；雌激素不足則會出現胸悶心悸、潮熱盜汗、月經不調、性慾減退、陰道萎縮、乳房發育不良、泌尿系統炎症等症狀。

日常生活調養

1. 保持充足的睡眠與精神愉悅，讓自己輕鬆、快樂地渡過每一天。
2. 雌激素不足時可適量增加富含雌激素的食物的攝入量，如蜂蜜、豆類等。
3. 黃豆、黑豆、紅豆、綠豆、豌豆等豆科食物含有豐富的大豆異黃酮，對於雌激素過剩、不足皆有調節作用，宜多吃。

偏方

大豆異黃酮的結構類似人體雌激素，可以雙向調節人體雌激素，維持體內雌激素處於正常水平。豆科植物是大豆異黃酮的優質來源，其中黃豆的雌激素含量最為豐富。

將黃豆磨成豆漿食用，可以提高營養物質的消化吸收率，有助於調節雌激素的分泌，讓女性擁有更加健康的內分泌系統。

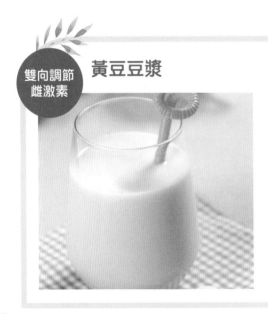

雙向調節雌激素

黃豆豆漿

原料
黃豆 80 克。

做法
1. 將黃豆浸泡 10 ～ 12 小時，洗淨。
2. 將黃豆放入豆漿機中，加水到機體水位線間，接通電源，按「豆漿」啟動鍵，20 分鐘左右豆漿做好，飲用即可。

❶ 特別提示
喝豆漿不宜加紅糖調味，以免紅糖中的有機酸與豆漿中的蛋白質結合產生變性沉澱物，降低豆漿的營養價值。

● 治療多囊卵巢綜合症，香菇木耳海帶湯助你一臂之力

症狀

多囊卵巢綜合症的主要症狀有月經周期不規律、多毛、痤瘡，有的女性還會出現不孕的症狀。

日常生活調養

1. 成功減掉 5% 的體重可以明顯改善多囊卵巢綜合症患者的排卵功能，因此患者應堅持鍛煉，努力使體重恢復正常標準。
2. 告別壓力，放鬆心情，以免負能量加重病情。
3. 養成早睡早起、不熬夜的好習慣，這樣有助於糾正已經失調的內分泌，改善病情。
4. 飲食應低脂、低碳水化合物、多蔬果，盡量不吃甜食。

偏方

想要減去體內脂肪，只邁開腿還不夠，管住嘴同樣重要。多囊卵巢綜合症患者應嚴格控制每天熱量的攝入量，多吃冬瓜、青瓜、白蘿蔔、白菜、山楂、蘋果、海帶、木耳等促進脂肪代謝的食物。

海帶富含鉀元素與膳食纖維，經常食用可防止體內脂肪堆積，增強飽腹感，促進胃腸蠕動，幫助排出體內垃圾和毒素。木耳同樣含有豐富的膳食纖維，有助於減少腰腹部脂肪堆積。

香菇木耳海帶湯具有促進胃腸運化、排毒降脂、提高免疫力等功效，多囊卵巢綜合症患者食用可以有效減輕體重，恢復卵巢的正常功能。

減肥降脂

香菇木耳海帶湯

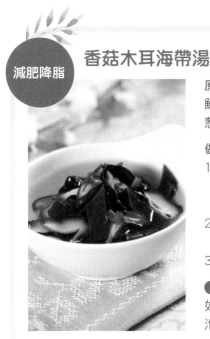

原料

鮮香菇 4 朵，水發木耳 50 克，水發海帶 100 克，蔥花、鹽、麻油各適量。

做法

1. 將香菇去蒂，洗淨，用沸水焯軟，撈出，切片；將木耳去蒂，洗淨，撕成小朵；將海帶洗淨，切成菱形片。
2. 湯鍋內倒入適量清水，置於火上，放香菇、木耳、海帶，用大火煮開後轉用小火煮 15 分鐘。
3. 加鹽調味，淋上麻油，撒上蔥花即可。

❗ 特別提示

如果使用乾木耳，可以用淘米水泡發，既能快速泡發好，又易於將木耳褶皺中的雜質清洗乾淨。

● 卵巢囊腫症狀多，隔薑灸關元穴能改善

症狀

卵巢囊腫的主要症狀為腹圍增加，月經不調，突發性腹痛、腿痛，下肢水腫，排尿困難，大便不暢等。

日常生活調養

1. 保持規律生活，盡量不要熬夜、通宵娛樂。
2. 日常飲食應清淡、少鹽、低脂、低糖，盡量少吃太鹹、太辣、寒涼的食物。

偏方

中醫理論認為，關元穴是培元固本、補益下焦的要穴，臨床上常用於治療泌尿系統、生殖系統疾病。隔薑灸關元穴，並配合艾灸氣海穴、中極穴、曲骨穴、歸來穴、帶脈穴、三陰交穴、足三里穴，可以有效緩解卵巢囊腫帶來的諸多不適症狀。

**防治
卵巢囊腫**

隔薑灸關元等穴位

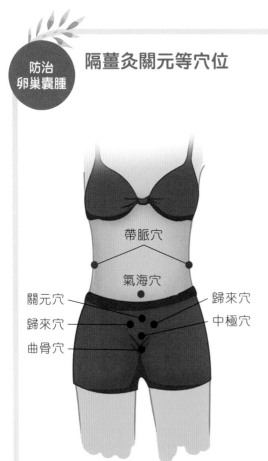

帶脈穴
氣海穴
關元穴
歸來穴
歸來穴
中極穴
曲骨穴

穴位定位

關元穴位於腹正中線臍下 3 寸處；氣海穴位於腹正中線臍下 1.5 寸；子宮穴位於下腹部，肚臍下 4 寸、旁開 3 寸處；帶脈穴位於第 11 肋骨游離端下方垂線與臍水平線的交點處；中極穴位於腹正中線臍下 4 寸處；曲骨穴位於腹下部恥骨聯合上緣上方凹陷處；歸來穴位於下腹部，肚臍下 4 寸、旁開 2 寸處；三陰交穴位於足內踝尖四橫指處，小腿中線與食指的交叉點；足三里穴位於外膝眼下四橫指、脛骨邊緣處。

操作手法

將米粒大小的艾絨點燃，隔薑灸上述穴位，每個穴位每次灸 5 壯，每天 1 次。

❗ 特別提示

進行艾灸治療前必須確認卵巢囊腫非惡性，如果為惡性囊腫，應及時到醫院進行外科治療，以免延誤病情。

Chapter 7

更年期特效方
安然渡過人生第三春

走過青春年華，走過成熟年代，女人迎來了更年期。更年期養得好，人不老、氣色好、百病消。如果不重視更年期保養，潮熱、多汗、易怒、抑鬱等諸多不適就會頻頻光臨，嚴重影響生活質量。

更年期提早

更年期綜合症提早的現象統稱為早更，指的是女性 40 歲之前卵巢早衰，從絕經過度期起便產生的一系列類更年期症狀。早更是女性身體過早衰老的警報，一旦出現應積極調理。

● 讓更年期來得晚一點，黑豆糯米豆漿是不老仙丹

症狀

月經不調是卵巢功能衰退的最早信號，是因為卵巢肩負著合成並分泌性激素的重大使命，卵巢功能衰退會導致性激素分泌紊亂，進而出現月經周期紊亂、經血量過多或過少、經血顏色與質地異常等症狀。

日常生活調養

1. 盡量不要採用口服避孕藥的方式避孕，產後堅持母乳餵養，哺乳時間不宜過短。
2. 適量增加富含植物雌激素的食物的攝入量，同時多吃滋補肝腎、補養氣血的食物。
3. 積極鍛煉身體，每周堅持瑜伽鍛煉，可以有效提升卵巢功能。
4. 定期檢查性激素、乳腺、子宮及附件。

偏方

在已經發現的約 400 種植物性雌激素中，最常見的是主要分佈於豆科食物的大豆異黃酮。雖然黑豆不是大豆異黃酮含量最豐富的豆類，但調理身體機能的功效比黃豆更強，它不僅可以保養卵巢，還可以滋養腎臟、促進排毒。

將黑豆與糯米一起做成豆漿食用，可以起到補腎養血、健脾養胃的功效，幫助女性維持卵巢的正常功能，推遲更年期的到來。

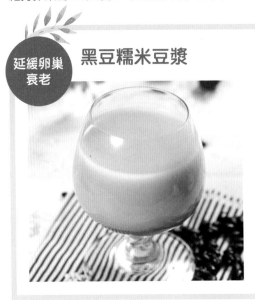

延緩卵巢衰老

黑豆糯米豆漿

原料
黑豆 80 克，糯米 15 克。

做法
1. 將黑豆、糯米用水泡發，洗淨。
2. 將糯米、黑豆放入豆漿機中，加水到機體水位線間，按「五穀豆漿」啟動鍵，20 分鐘左右豆漿即成。

❗ 特別提示
表皮烏黑、內部發黃的黑黃豆並不是黑豆，真正的黑豆為烏皮青仁，藥用效果比黑黃豆更好。

女性常見病特效秘方偏方

● 早更來了，艾灸湧泉、關元與中極穴糾正身體偏差

症狀

　　早更的女性更容易患上心腦血管疾病，出現骨質疏鬆、肌肉鬆弛、皮膚衰老等症狀。早更影響最大的是生殖系統，會導致女性陰道乾澀、萎縮、彈性變差，嚴重者還會喪失生育能力。

日常生活調養

1. 保持規律的作息，加強運動鍛煉，學會自我適應與自我調整，保持良好的心態。
2. 飲食宜清淡，減少高脂肪、高熱量、高糖食物的攝入量，堅持高鈣、高纖維、低鹽飲食。
3. 適量增加植物雌激素的攝入量，多吃豆類、黑米、小麥、葵花籽、芝麻、香菇、蜂王漿等食物。
4. 家人應包容、鼓勵早更女性，在其情緒不穩定時予以開導、安慰。

偏方

　　《黃帝內經》中記載：「腎出於湧泉，湧泉者足心也。」湧泉穴直通腎經，艾灸湧泉穴具有益精補腎、通經活絡、調整氣血、醒腦開竅、強身健體等功效，對於失眠、頭痛、眩暈、高血壓、糖尿病、神經衰弱、焦躁等病症皆有一定的療效。

　　湧泉穴配合關元穴、中極穴艾灸，能夠改善卵巢功能，刺激雌激素分泌，可以有效改善早更帶來的陰道乾澀、過早衰老、精神欠佳等不適症狀。

改善卵巢功能

艾灸湧泉、關元、中極穴

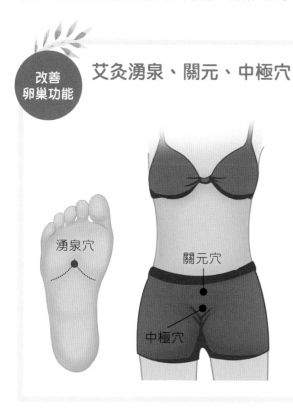

湧泉穴　關元穴　中極穴

穴位定位
湧泉穴位於腳底中線前 1/3 交點處，屈趾時腳底前凹陷處就是；關元穴位於肚臍下 3 寸處；中極穴位於腹正中線臍下 4 寸處。

操作手法
1. 將艾葉放入鍋中煮 15 分鐘，然後泡腳 20 ～ 30 分鐘。
2. 用艾灸條分別艾灸關元穴、中極穴和湧泉穴，每個穴位灸 15 ～ 20 分鐘。

❶ 特別提示
如果無法接受艾灸時產生的艾煙，也可以每天用手指或按摩棒點壓關元穴、中極穴與湧泉穴。

更年期綜合症

更年期綜合症多發生於 40 ～ 60 歲的女性，指的是卵巢功能逐漸衰退至完全消失的過渡時期出現的一系列症狀，如月經不調、陣熱潮紅、記憶力減退、情緒不穩定等。

● 防治更年期食慾不振，喝麥棗桂圓湯就對了

症狀

更年期綜合症會影響女性的消化系統功能，導致消化系統出現功能障礙，表現出食慾不振、噁心、嘔吐、腹瀉、便秘等不適。

日常生活調養

1. 安排好一日三餐，定時定量，葷素搭配、粗細結合，宜清淡、少鹽，忌暴飲暴食。
2. 適量多吃健脾養胃的食物，如小麥、山藥、芡實、蓮子、山楂、紅棗等。
3. 每天按壓足三里穴 2 或 3 次，每次 15 下。
4. 創造優美的就餐環境：光線充足，溫度適宜，餐桌、餐具清潔衛生。
5. 運動有助於促進食物的消化與吸收，同時還能振奮食慾，更年期女性應每天堅持運動。

偏方

很多女性都不重視食慾不振，然而，長期食慾不振不僅會造成營養不良、貧血等疾病，還會影響情緒，使得更年期容易出現的心煩、焦慮、抑鬱更加嚴重。

小麥具有養心除煩、健脾益腎、除熱止渴的功效，紅棗和桂圓可補血益氣。麥棗桂圓湯可健脾養胃、補血安神，能夠緩解更年期女性出現的食慾不振、煩躁易怒、心煩失眠等症狀。

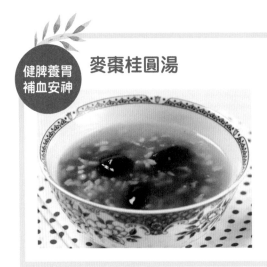

健脾養胃補血安神

麥棗桂圓湯

原料
小麥 25 克，葵花籽 20 克，紅棗 5 顆，桂圓肉 10 克，冰糖適量。

做法
1. 將紅棗洗淨，用溫水稍浸泡，掰開；將小麥、葵花籽、桂圓肉均洗淨。
2. 將所有食材放入鍋中，加水煮沸即可。

❶ 特別提示
陰虛體質的女性不宜多日連服。

● 更年期潮熱不要慌，銀耳香菇肉蓉羹撫平不適

症狀

潮熱是更年期綜合症的突出表現，這種突然發熱會從軀幹傳遞到面部，產生十分難受的感覺，有時還會伴有臉紅、心跳加快等不適。潮熱多發作於下午、黃昏或夜間，可偶爾出現，也可每天發作數次乃至數十次。

日常生活調養

1. 合理安排工作與生活，不宜過度勞累，更不要給自己太大壓力，應學會自我減壓。
2. 堅持運動鍛煉，將體重維持在標準範圍之中，但不宜做太過劇烈的運動。
3. 飲食清淡，減少脂肪的攝入量，忌食辛辣刺激、性熱的食物，戒煙酒。
4. 潮熱來襲時，應先盡力呼出肺臟裏的氣體，然後擴張膈肌，深深吸氣，重複這一呼吸動作 5 ～ 8 次，有助於在流汗之前控制潮熱。

偏方

銀耳，性平，味甘淡，入肺、胃經，具有滋陰潤肺、補脾開胃、益氣清腸、安眠補虛、延年益壽等功效，是緩解更年期潮熱的食療佳品。

將銀耳與香菇、豬瘦肉一同煮食，不僅可以改善更年期出現的潮熱、抑鬱、心悸、易怒等症狀，還可以預防骨質疏鬆、免疫力低下、皮膚衰老等更年期不適。

緩解潮熱

銀耳香菇肉蓉羹

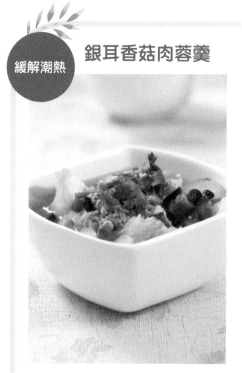

原料

銀耳 25 克，瘦肉末 150 克，乾香菇 3 個，雞蛋 1 個，高湯 4 杯，香菜葉、薑片、鹽、雞精、水澱粉各適量。

做法

1. 將銀耳去蒂，洗淨；在雞蛋中放入適量鹽，打散；將乾香菇泡發去蒂，切粒。
2. 將油燒熱，爆香薑片，加入高湯煮開，下銀耳、香菇粒、瘦肉末煮開，放入鹽、雞精調味，倒入水澱粉，再加入雞蛋液拌勻，撒上香菜葉即可。

❗ 特別提示

將乾香菇泡發後放入有網眼的容器中，用流動的清水沖洗，即可輕鬆洗去表面附着的泥沙。

● 更年期臟燥煩惱多，甘麥棗粥解憂愁

症狀

更年期女性出現精神憂鬱、煩躁不安、悲憂善哭、喜怒無常等情緒反常症狀，同時伴有經常打呵欠、伸懶腰的現象。

日常生活調養

1. 每天堅持用熱水泡腳，泡腳的同時用手掌揉搓腳底的湧泉穴。
2. 注意調節情緒，意識到自己出現不良情緒時應進行積極暗示，多想想開心快樂的事，不要任由自己陷入負面情緒的惡性循環。
3. 經常按揉足三里穴和三陰交穴。
4. 在飲食調養上，應多吃滋陰潤燥的食物，如小麥、白蘿蔔、竹筍、無花果、梨、銀耳、百合、橄欖等。

偏方

從中醫角度來講，更年期臟燥的病因在於陰血虧虛、陰陽失調，治療應以甘緩潤燥、補益心脾、安神定志為原則，同時輔以一定的心理疏導和治療。需要注意的是，家人應積極參與到更年期臟燥的治療中來，給予更年期女性寬容、溫暖與力量。

甘草，性平，味甘，入心、脾、肺、胃經，可補脾益氣、清熱解毒、祛痰止咳、緩急止痛、調和諸藥。

甘草與小麥、紅棗同食，具有益氣養陰、寧心安神的功效，適合心悸胸悶、煩躁不安的更年期女性食用，能夠明顯緩解更年期臟燥帶來的不適。

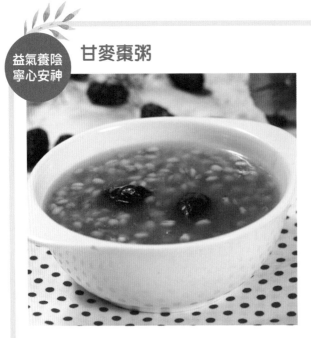

益氣養陰 寧心安神

甘麥棗粥

原料
小麥 50 克，紅棗 2 顆，甘草 15 克。

做法
1. 向鍋中加入適量清水，放入甘草，煎煮成汁，去渣留汁。
2. 將紅棗、小麥放入鍋中，一起熬煮成粥。

❗ 特別提示
不可長期濫服甘草，以免出現全身水腫、血鈉濃度增高等不適。

● 更年期失眠，小米紅棗粥找回弄丟的睡眠

症狀

進入更年期後，女性卵巢雌激素分泌逐漸減少，垂體促性腺激素增多，容易造成神經內分泌一時性失調，產生入睡困難、睡眠質量下降、睡眠時間減少等失眠症狀。

日常生活調養

1. 盡量不要飲用含有咖啡因的飲料，如咖啡、濃茶、碳酸飲料等。晚餐不宜吃得太飽、太豐盛，睡前不宜飲酒。
2. 睡前用熱水泡腳或者洗個熱水澡。
3. 適量多吃寧心安神的食物，如小米、紅棗、酸棗仁等。
4. 每天梳頭 5 分鐘，經常按摩太陽穴。

偏方

更年期失眠不僅會直接導致第二天體乏無力、頭暈目眩、昏昏欲睡、工作效率低下，還會造成人體免疫力減退、記憶力下降、衰老加速，增加更年期女性患上神經衰弱、心腦血管疾病的概率。長期失眠還會帶來煩躁、憂慮、緊張、抑鬱、焦急等負面情緒，嚴重影響女性的身心健康與生活質量。

小米有「五穀之王」的美稱，可健脾和胃、補益虛損、和中益腎、安神助眠。紅棗被譽為「天然維他命丸」，營養十分豐富，可補益脾胃、滋養陰血、養心安神。

小米紅棗粥具有安神、補虛、養顏、益壽等功效，不但能夠幫助更年期女性安睡到天明，還能預防更年期免疫力低下，並有助於延緩衰老。

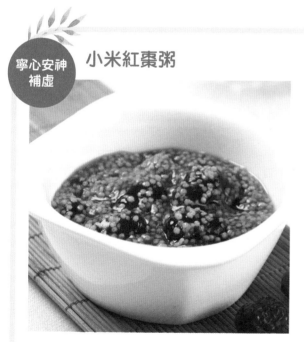

寧心安神 補虛

小米紅棗粥

原料
小米 100 克，紅豆 30 克，紅棗 2 顆，紅糖適量。

做法
1. 將小米洗淨；紅棗洗淨，去核。
2. 向鍋中倒入適量清水，煮沸後將小米和紅棗倒入鍋中，煮至熟爛，加紅糖調味即可。

❶ 特別提示
煮至粥的表面出現一層米油時再食用，安神的功效更佳。

● 防治更年期三高，不能少了苦瓜山藥牛奶汁

症狀

隨着卵巢的衰老，女性的內分泌代謝會發生極大變化，更容易患上高脂血症、糖尿病。同時，高血壓、動脈硬化、冠心病等心血管疾病的發生率也會隨着絕經後年齡的增長而增高。

日常生活調養

1. 飲食宜清淡、少鹽，堅持低脂、低糖、高膳食纖維飲食，遠離肥甘厚膩的食物，盡量少吃零食。
2. 加強運動鍛煉，延緩機體的衰老速度，保護心腦血管。
3. 養成良好的起居習慣，保證充足的睡眠，保持樂觀積極的心態。

偏方

三高（高血脂、高血壓、高血糖）既是富貴病也是老年病，雖然發病人群有年輕化的趨勢，但中老年人仍是三高的高發人群。進入更年期後，女性的三高發病率急劇上升，因此日常飲食必須積極預防三高，謹防病從口入，三高患者更應管住嘴，吃對食物。

苦瓜含有豐富的苦瓜皂苷，這種物質有「植物胰島素」之稱，可以顯著降低血糖；其富含的維他命C能夠防治高血壓、動脈粥樣硬化；它所含的苦瓜素被譽為「脂肪殺手」，能夠減少人體吸收脂肪和糖類。

苦瓜山藥牛奶汁，可以降低血壓、血脂與血糖，有益於更年期女性防治三高、維持標準體重。

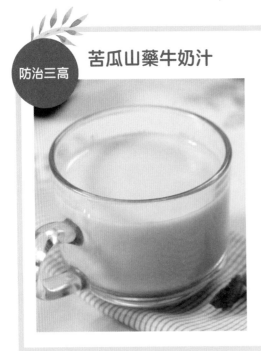

防治三高

苦瓜山藥牛奶汁

原料
苦瓜 100 克，山藥 50 克，牛奶 200 毫升。

做法
1. 將苦瓜剖開去瓤，洗淨，切成片；將山藥去皮，洗淨，切成小塊。
2. 將苦瓜片與山藥塊一起放入果汁機中榨汁。
3. 將苦瓜山藥汁倒入鍋中燒開，然後倒入牛奶，略煮即可。

❗ 特別提示
苦瓜、山藥榨汁後的殘渣可以與麵糊攪拌均勻，烙成薄餅食用，別具風味。

女性常見病特效秘方偏方

● 更年期出現記憶力減退，核桃仁甲魚湯把腦力補回來

症狀

　　進入更年期後，女性的身體開始衰老，隨着腦部的老化，記憶力以緩慢的速度開始減退，經常發生不記得最近發生的事情、忘記東西放在何處等情況。

日常生活調養

1. 養成良好的生活習慣，家中的物品盡量放在固定的位置，使用後放回原位；養成用筆記錄重大事件的習慣。
2. 樹立自信心，進行自我調節，保持樂觀的情緒，不要給自己太大壓力。
3. 蛋白質、膽鹼、卵磷脂、維他命 B 雜、鋅是維持腦細胞健康的重要營養物質，有助於增強大腦活力、延緩腦細胞老化、提高記憶力，它們主要來源於深海魚類、黃豆及豆製品、牛奶及奶製品、蛋黃、堅果類食物，因此平時應適量多吃此類食物。

偏方

　　隨着年齡的增長，記憶力逐漸減退，這是正常的生理現象，符合自然規律。不過，大自然贈與我們的食物中含有增強大腦功能、提高腦細胞活力的營養素，日常飲食增加這些營養素的攝入量，可以有效提升記憶力，延緩記憶力減退。

　　核桃富含蛋白質、卵磷脂、維他命 B 雜、維他命 E、鋅、鎂、鐵等營養物質，經常食用可以延緩腦細胞衰老、增強記憶力，起到健腦益智的功效。與甲魚一同煮湯食用，可以有效增強記憶力，是更年期女性的喜訊。

健腦益智

核桃仁甲魚湯

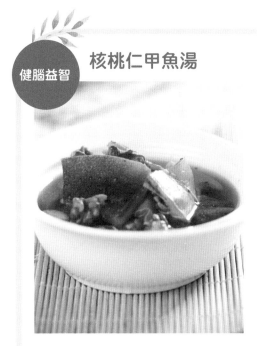

原料

核桃仁 50 克，甲魚 100 克，鹽適量。

做法

1. 將核桃仁拍碎；將甲魚洗淨，切成小塊，用沸水焯燙，撈出，瀝乾水分。
2. 將湯鍋置於火上，放入核桃仁與甲魚，加入沒過鍋中食材的清水，用大火燒開後轉用小火煮至甲魚熟透，加鹽調味即可。

❗ **特別提示**

甲魚的背甲邊緣有一圈軟肉，叫作裙邊，這是甲魚最肥美的部位，不宜棄之不用。

● 遭遇更年期骨質疏鬆，鮮奶燉雞湯勝鈣片

症狀

更年期是骨質疏鬆的高發時期，骨質疏鬆的女性會有腰背痠痛或周身痠痛的不適感，負重時疼痛加劇；由於骨脆性增加，更容易發生脆性骨折。

日常生活調養

1. 多進行戶外活動，經常曬曬太陽，促進鈣質吸收。
2. 加強安全意識，生活中謹防摔倒、碰撞等意外事件的發生。
3. 堅持高鈣、低鹽飲食，保證蛋白質足量攝入，多吃富含鈣質的食物，如牛奶、芝麻醬、黃豆、豆腐、蝦皮等。
4. 戒煙戒酒，不喝碳酸飲料、甜飲料，慎用影響骨代謝的藥物。

偏方

防治骨質疏鬆的最好方法是補充鈣質，選擇補鈣食物時不僅要考慮含鈣量，更要關注吸收度，如骨頭中含有大量鈣質，但人體無法吸收利用，喝再多骨頭湯也達不到補鈣的目的。維他命 D 具有促進鈣在腸道內吸收的作用，同時刺激成骨細胞，使體內的鈣、磷沉着於骨上，預防骨質疏鬆的發生。

牛奶的鈣利用率是天然食物中最高的，這是因為牛奶中的鈣處於可溶狀態，其所含的維他命 D、乳糖等營養物質還能促進鈣質吸收。

鮮奶燉雞湯中富含鈣、蛋白質、維他命 D，更年期女性食用可以有效防治骨質疏鬆、延緩骨關節退化。

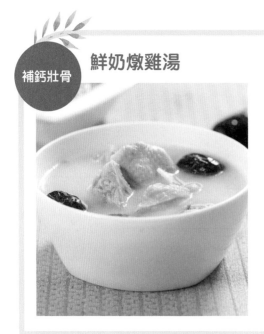

補鈣壯骨

鮮奶燉雞湯

原料

雞半隻（重約 450 克），紅棗 5 或 6 枚，鮮奶 500 毫升，薑片、鹽各少許。

做法

1. 將雞洗淨，去皮，焯水後切塊；將紅棗浸軟，去核，洗淨。
2. 把雞塊、紅棗及薑片一同放入燉盅，加少許清水，用大火燉 1.5 小時，倒入鮮奶略燉，加鹽攪拌均勻即可。

❶ **特別提示**

鮮奶不可提前太久入鍋，以免高溫破壞所含的營養物質，降低食療功效。

Chapter *8*

小病小痛特效方
求醫不如求己

漫漫人生路，身體總會出現一些小病痛，比如感冒、咳嗽、消化不良、眼睛乾澀、脊椎不適……當小病小痛來襲，我們可以用簡單易行、安全有效、天然實用的偏方秘方打敗它們，在家輕鬆解決惱人的身體小狀況！

感冒

感冒是最常見的急性呼吸道感染性疾病,最初主要表現為鼻部不適,出現打噴嚏、流鼻涕等症狀。

● 風寒感冒,蔥豉豆腐湯出出汗就好了

症狀

鼻塞、噴嚏、咳嗽、頭痛,同時伴有畏寒、低熱、無汗、頭痛身痛、流清涕、咽喉紅腫疼痛、苔薄白等特殊症狀。

日常生活調養

1. 用拇指先順時針後逆時針按揉風池穴、大椎穴、風門穴,每個穴位按揉 100 ～ 200 下,每天按揉兩次,可以有效緩解不適症狀。
2. 多喝溫開水,睡前用熱水泡腳;吃過藥物後最好蓋上被子發汗。
3. 多休息,不宜使用空調,更不能吹冷風。
4. 宜多吃解表發汗的食物,如生薑、蔥、淡豆豉等。

偏方

淡豆豉是一味中藥,具有解表、除煩、解毒等功效,常用於治療傷寒熱病、頭痛、煩躁、胸悶等症。蔥白可發汗解表、散寒通陽,是治療外感風寒、陰寒內盛等症的佳品。生薑可解表散寒、溫中止嘔、化痰止咳,可以輔助治療風寒感冒、寒痰咳嗽等症。

蔥豉豆腐湯具有發汗解肌、解表止痛的功效,可以緩解風寒感冒導致的多種不適症狀,如打噴嚏、流鼻涕、頭痛、鼻塞等。

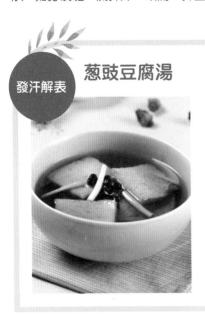

發汗解表

蔥豉豆腐湯

原料

淡豆豉 15 克,蔥 5 根,豆腐 150 克,生薑 4 片,鹽少許。

做法

1. 將淡豆豉、蔥分別用清水洗淨,蔥去鬚,切段;將油鍋燒熱,放入豆腐煎至表面微黃,備用。
2. 將煎好的豆腐移入湯鍋,加入淡豆豉、生薑片和適量清水,用中火煲 30 分鐘,再加入蔥段,待湯煮滾,加鹽調味即可。

❶ 特別提示

此湯中的淡豆豉不宜用普通烹調豆豉代替,以免影響食療效果。

女性常見病特效秘方偏方

● 風熱感冒，薄荷粥可緩解各種症狀

症狀

風熱感冒患者大多會表現出頭痛、發燒、有汗、咽喉紅腫疼痛、咳嗽、痰黏或黃、鼻塞黃涕、口渴喜飲等不適。

日常生活調養

1. 將黃柏、防風煮水，用藥液蒸氣熏洗頸部兩側及天突穴、風池穴，每次 20 分鐘，每日 1 次。
2. 患者俯臥在床上，家人將拇指分別置於患者頸椎兩側，沿脊椎兩邊自上而下推自臀部，邊推邊順時針揉動，反復推揉 2 或 3 次，每日 1 或 2 次。
3. 多吃辛涼疏風、清熱利咽的食物，如薄荷、雪梨、金銀花、黃菊花、桑葉。忌食油膩、黏滯、燥熱的食物，如牛羊肉、糯米、甜點、臘肉、鹹魚等。

偏方

風熱感冒是身體感受風熱之邪表現出來的症狀，病因在於風熱之邪犯表、肺氣失和，因此，食療應以辛涼疏風、清熱利咽為原則。

薄荷，性涼，味辛，入肝、肺經，具有宣散風熱、清頭目、透疹等功效，常用於治療風熱感冒、頭痛、目赤、喉痹、口瘡、風疹、麻疹等症。將薄荷煮粥食用可以起到疏散風熱、清利頭目、解表透疹的功效，可以緩解頭身疼痛、咽痛目赤等風熱感冒帶來的不適感。

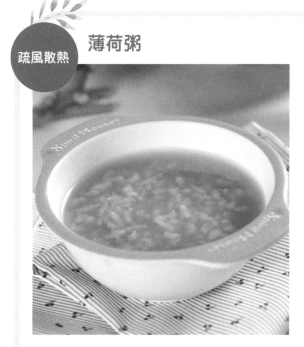

疏風散熱

薄荷粥

原料

薄荷 10 克，大米 50 克，鹽適量。

做法

1. 將薄荷擇洗乾淨，放入鍋中，加清水浸泡 5~10 分鐘後，水煎取汁。
2. 在薄荷水煎汁中加入淘淨的大米進行熬煮，待熟時加鹽調味，再煮 1 分鐘即成。

❶ 特別提示

如沒有時間熬粥，也可將新鮮薄荷清洗乾淨後用沸水沖泡，加適量白糖調味即可飲用。

● 流感來襲，馬蹄煮水能打敗高熱

症狀

流感，全稱流行性感冒，是由流感病毒引起的急性呼吸道感染，典型的臨床症狀為急起高熱、全身疼痛、顯著乏力和輕度呼吸道症狀。

日常生活調養

1. 平時養成冷水洗臉、熱水泡腳的習慣，以提高機體免疫力，抵禦流感病毒入侵。
2. 在流感高發的季節，可以用熏醋的方法消滅流感病毒，以免感染流感。
3. 堅持清淡、少鹽飲食，多吃新鮮的蔬菜和水果，少吃太鹹、太油膩、難以消化的食物，戒煙酒。
4. 多休息，多飲水，飲食宜選擇流質、半流質食物，並增加營養，進食後及時用溫開水或溫鹽水漱口，保持口鼻清潔衛生。

偏方

流感病毒主要通過空氣中的飛沫、人與人之間的接觸、與被污染物品的接觸傳播，傳染性強、傳播速度快，秋冬季節是其高發期，可引發併發症甚至死亡。

馬蹄具有清熱生津、潤肺化痰、消癰解毒、化濕利尿等功效，含有豐富的馬蹄英，這種物質對黃金色葡萄球菌、大腸桿菌、產氣桿菌及綠膿桿菌均有一定的抑制作用，發燒時食用可以有效清熱，幫助體溫降低。

將馬蹄煮水飲用，可以顯著緩解流感引起的高熱症狀，同時對慢性氣管炎、咳嗽多痰、咽乾喉痛、消化不良等病症也有一定的食療效果。

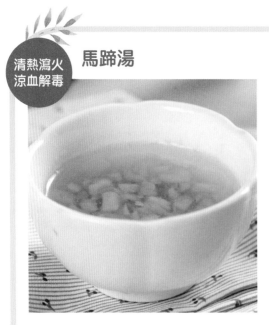

清熱瀉火涼血解毒

馬蹄湯

原料
馬蹄 100 克，冰糖適量。

做法
1. 將馬蹄洗淨，去皮，切碎。
2. 將馬蹄和冰糖放入鍋中，倒入適量清水，熬煮半小時即可。

❗ 特別提示
吃馬蹄喝湯的食療效果最佳，不宜只喝湯，將馬蹄棄之不食。

咳嗽

咳嗽是人體清除呼吸道分泌物或異物的保護性呼吸反射動作，多種疾病均可引發咳嗽，比如感冒、肺炎、支氣管炎、上呼吸道感染等。

● 熱性咳嗽，來碗止咳化痰的枇杷薏米粥

症狀

熱性咳嗽的典型症狀為發熱、出汗、口乾、咽喉乾燥疼痛、痰色發黃且質地黏稠、舌頭發紅、舌苔發黃。

日常生活調養

1. 多喝溫開水，不要等到口渴了才喝水，避免身體處於缺水狀態。
2. 忌食肥甘厚味、燥熱、辛辣的食物，如辣椒、胡椒、花椒、桂皮、桂圓，忌煙酒。堅持清淡飲食，多吃一些清熱潤肺的食物，如白蘿蔔、百合、竹筍等。

偏方

在中醫看來，熱性咳嗽的治療應以疏風清熱、化痰止咳為原則。枇杷含有一定分量的苦杏仁甙，能夠起到潤肺、止咳、祛痰的作用。枇杷葉性微寒，是清肺熱、降肺氣的良藥，尤其適合治療痰多色黃的肺熱咳嗽。薏米入脾、胃、肺經，可以起到清熱利濕、益肺排膿、健脾胃等功效。

熱性咳嗽患者食用枇杷薏米粥，可以有效改善熱性咳嗽帶來的各種不適症狀，起到清熱、止咳、祛痰的作用。

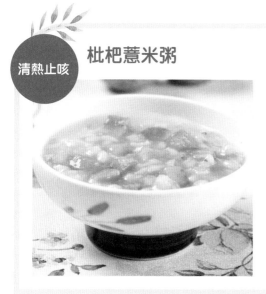

清熱止咳

枇杷薏米粥

原料

枇杷果 60 克，枇杷葉 10 克，薏米 100 克。

做法

1. 將枇杷果洗淨，去皮、核，切成小塊；將枇杷葉洗淨，切成碎片備用。
2. 將枇杷葉放鍋中，加清水煮沸，撈出枇杷葉渣，加薏米煮粥，待薏米爛熟時加枇杷果，拌勻煮熟即可。

❶ 特別提示

清洗枇杷葉時應將背面的絨毛用刷子刷乾淨，再用水沖洗。

● 寒性咳嗽，生薑蔥白粥是救急員

症狀

與熱性咳嗽不同，寒性咳嗽患者會出現痰色發白且質地清稀、鼻流清涕、怕冷、無汗、舌頭顏色淺淡、舌苔白膩而潤等症狀。

日常生活調養

1. 注意保暖，及時添加衣物，盡量少進出空調開放的場所，以免着涼加重病情。
2. 不宜食用肥甘滋膩、生冷刺激的食物，以免阻礙脾胃運化功能，助生痰濕，進而加重咳嗽。適量增加性溫食物的攝入量，如生薑、蔥白、大蒜、紫蘇、豆豉、橘皮等。

偏方

對於寒性咳嗽，應以溫肺散寒、化痰止咳為治療原則，通過食療可以達到緩解症狀的目的，食療的主要食材為生薑、蔥白、蒜、紫蘇、橘皮等。

生薑，性溫，味辛，入脾、肺、胃經，具有解表散寒、溫中止嘔、化痰止咳等功效，可以輔助治療風寒感冒、胃寒嘔吐、寒痰咳嗽等症。蔥白，性溫，味辛，入肺、胃經，可發汗解表、散寒通陽，常用於治療外感風寒、陰寒內盛、咳嗽痰多等症。

將生薑與蔥白一同煮粥食用，可以起到發汗解表、溫胃止嘔、溫肺止咳的食療作用，能夠緩解寒性咳嗽症狀。

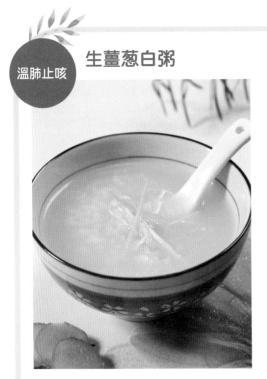

溫肺止咳

生薑蔥白粥

原料
生薑 20 克，大米 40 克，蔥白 2 根。

做法
1. 將生薑、蔥白擇淨，洗淨後切絲。
2. 將大米淘淨，放入鍋中，加適量清水煮粥；待熟時調入蔥絲、薑絲等，再煮兩分鐘即成。

❗ 特別提示
還可以將生薑、蔥白煎成汁，與大米煮成粥，加適量紅糖調味後食用。

痔瘡

痔瘡是中國人最常見的肛腸疾病，素有「十男九痔」、「十女十痔」的說法，各個年齡段均可發病，且年齡越大發病率越高。痔瘡的主要症狀為便血，病情嚴重時需要手術治療。

● 胃腸蠕動速度慢，乳酪水果銀耳羹為你添加動力

症狀

胃腸蠕動慢會帶來胃腸道不適，具體表現為排便次數明顯減少、胃脹、胃痛、腹脹、口臭、噁心、反酸、食慾不振等症狀，長期胃腸蠕動慢則會造成便秘，便秘的出現會進一步加重痔瘡。

日常生活調養

1. 三餐定時定量，每餐只吃七八分飽，不暴飲暴食或過度節食。
2. 多吃新鮮蔬果，不吃油炸食品、熏臘食品、冷飲、辛辣食物，少喝濃茶和咖啡。
3. 長時間的精神緊張、情緒激動、憂愁、抑鬱都會造成腸道蠕動減弱，因此應保持情志舒暢。

偏方

乳酪中的短鏈脂肪酸具有促進菌體大量繁殖以及腸道蠕動的作用，其所含的維他命B雜豐富而全面，經常食用乳酪能夠促進消化液分泌，可以防治便秘，有益於避免便血。

銀耳、木瓜、蘋果、梨中含有豐富的膳食纖維，具有促進胃腸蠕動、軟化糞便、縮短排便時間的功效，可以有效防治便秘和痔瘡。

患有痔瘡的女性食用乳酪銀耳羹，不僅可以促進胃腸蠕動，緩解便秘、便血症狀，還可以促進腸道內的毒素與垃圾排出，起到美白祛斑的作用。

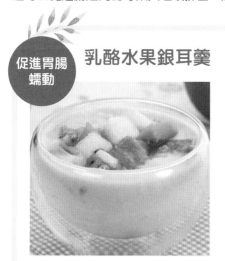

促進胃腸蠕動

乳酪水果銀耳羹

原料
乳酪 250 毫升，水發銀耳、奇異果、木瓜、蘋果、梨各 50 克，冰糖少許。

做法
1. 將水發銀耳擇洗乾淨；湯鍋內加清水，放銀耳熬成黏稠狀後加冰糖，放冰箱冷藏。
2. 將奇異果、木瓜、蘋果、梨分別削皮、切成丁，放到冷藏好的冰糖銀耳羹中，最後拌入乳酪即可。

❗ 特別提示
不宜用調味乳酪，原味乳酪的食療效果更強。

● 大便乾燥排便難，喝芝麻蜂蜜湯潤潤腸

症狀

大便乾燥是造成痔瘡便血的主要原因，此外，痔瘡患者大便乾燥時還會出現排便困難、排便時間長、排便次數減少等症狀。

日常生活調養

1. 長期飲水不足會導致大便燥結，建議女性每天的直接飲水量不低於 1500 毫升。
2. 長期嗜食辛辣食物會造成津液不足，誘發便秘，因此患有痔瘡的女性應少吃辣椒、花椒、胡椒等食物，戒煙酒。
3. 多吃新鮮的水果和蔬菜，尤其是乾燥的冬季，保證膳食纖維的攝入量。富含膳食纖維的食物有糙米、紅薯、馬鈴薯、香蕉、蘋果、菠菜、白菜等。
4. 不可一味吃素，適量攝入脂肪，植物油、堅果類食物提供的脂肪潤腸效果更佳。

偏方

脂肪具有顯著的潤腸通便效果，植物油比動物油的效果更好。脂肪不僅可以直接潤腸通便，分解後產生的脂肪酸還可以促進腸道蠕動。

芝麻含有豐富的脂肪和維他命 B 雜，具有潤滑腸道、防治大便乾燥的作用。蜂蜜可潤腸通便，早晚飲用蜂蜜可有效防治便秘和痔瘡。

芝麻蜂蜜湯可以為人體補充大量脂肪、維他命 B 雜和水分，是潤腸通便的食療佳品，可以有效改善大便乾燥導致的排便困擾。

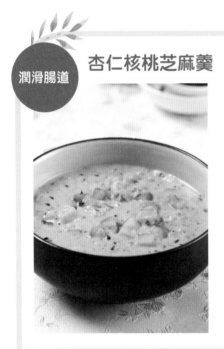

潤滑腸道

杏仁核桃芝麻羹

原料

杏仁 150 克，核桃仁 75 克，白芝麻 100 克，黑芝麻 200 克，冰糖、枸杞子、果料各適量。

做法

1. 先將黑、白芝麻炒至微香；杏仁、核桃仁、白芝麻、黑芝麻加水，一起搗成糊狀。
2. 向鍋中加水，放入冰糖煮沸，將搗好的糊狀物倒入水中攪拌均勻，再加入枸杞子與果料，煮沸即可。

❶ 特別提示

杏仁、核桃、芝麻等堅果不宜吃得太多，以免使體內脂肪增加，每天食用堅果的量不宜超過 50 克。

咽炎

咽炎是各種微生物感染咽部而產生炎症的統稱，分為急性咽炎和慢性咽炎。

● 對付急性咽炎，少不了橄欖蘿蔔飲

症狀

　　急性咽炎是咽部黏膜和黏膜下組織發生的急性炎症，隨着病情的發展可以殃及整個咽腔，典型症狀為咽部乾燥、灼熱、充血腫脹、疼痛，同時伴有吞咽疼痛、咳嗽、聲音嘶啞等不適。

日常生活調養

1. 多喝溫開水，緩解咽部乾燥、灼熱等不適感。
2. 日常飲食應清淡、易消化，吞咽疼痛明顯的患者應主要進食流質、半流質的食物，忌食辛辣刺激、生冷的食物，戒煙酒。

偏方

　　橄欖，性平，味甘、酸，入脾、胃、肺經，具有清熱解毒、利咽化痰、生津止渴、除煩醒酒的功效，《本草綱目》言其「生津液、止煩渴，治咽喉痛」，常用於治療咽喉腫痛、咳嗽痰血、醉酒等症。

　　將橄欖與白蘿蔔一起煮湯飲用，可以緩解急性咽炎導致的咽痛、咽乾等不適，對於慢性咽炎、支氣管炎、扁桃腺炎等也有輔助治療效果。

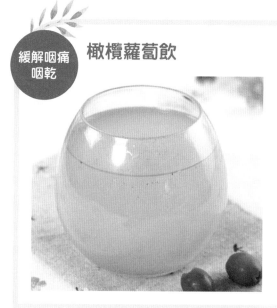

緩解咽痛咽乾

橄欖蘿蔔飲

原料
橄欖 100 克，白蘿蔔 150 克。

做法
1. 將橄欖洗淨，用刀拍裂；將白蘿蔔去皮，洗淨，切成小塊。
2. 將湯鍋置於火上，放入橄欖與白蘿蔔，加入適量清水，用大火燒開後轉用小火煮 20 分鐘，取湯汁飲用即可。

❶ 特別提示
冬、春季節是上呼吸道感染、咽炎的高發期，每日嚼食兩三枚鮮橄欖可預防此類病症。

● 改善慢性咽炎，選擇甘蔗馬蹄湯

症狀

慢性咽炎的發病部位主要在黏膜層，因此表現出咽部黏膜慢性充血、黏膜及黏膜下結締組織增生、黏液分泌增多等症狀。此外，患者還會感覺咽部發癢、乾燥、燒灼、微痛、有異物感，經常能咯出黏痰。

日常生活調養

1. 積極治療引發慢性咽炎的疾病，如急性咽炎、鼻炎、胃食道反流疾病。
2. 改善生活和工作環境，遠離誘發咽部不適的場所，如粉塵、有害氣體、二手煙等集中地。
3. 忌食辛辣刺激性食物，戒煙酒。

偏方

慢性咽炎具有病程長、易復發、症狀頑固等特徵，比較難以治癒。除了遵照醫囑進行藥物治療之外，患者還應通過食療緩解慢性咽炎症狀，打好這場「攻堅戰」、「持久戰」。

馬蹄可潤肺化痰、消癰解毒、化濕消食、利尿護齒，常用於治療咽喉腫痛、外感風熱、黃疸、目赤、小便赤熱短少等症。甘蔗，性寒，味甘，入肺、胃經，具有和胃止嘔、清熱解毒、生津止渴、滋陰補血等功效。

甘蔗馬蹄湯是清熱解毒、利咽潤喉的食療佳品，可以輔助治療慢性咽喉炎，緩解咽喉乾燥、發癢、痰多等不適感。

利咽潤喉

甘蔗馬蹄湯

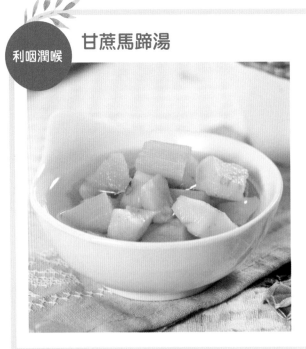

原料
甘蔗 150 克，馬蹄 5 顆。

做法
1. 將甘蔗去皮，洗淨，切塊；將馬蹄去皮，洗淨，一切兩半。
2. 將湯鍋置於火上，放入甘蔗、馬蹄，加 600 毫升清水，用大火燒開後轉用小火煮 25 分鐘即可。

❗ **特別提示**
馬蹄生長在淤泥中，容易被寄生蟲和細菌入侵，因此不宜生食，宜完全烹熟後食用。

肥胖

肥胖是指體重超過一定標準，體內脂肪層過厚且明顯堆積而呈現的一種狀態。肥胖是引發高血壓、高脂血症、糖尿病、動脈硬化等心血管疾病的主要原因，還會影響心理健康，誘發自卑、怯懦等不良性格。

◉ 痰濕多了贅肉多，綠豆荷葉粥能帶走成堆脂肪

症狀

體重超標，腹部肥胖尤其明顯，形成「游泳圈」。這類肥胖的危害性很大，更容易損傷內臟。

日常生活調養

1. 加強運動鍛煉，每周保持 4～6 次有氧運動，並根據自身承受力結合無氧運動，減肥效果更顯著。
2. 養成良好的飲食習慣，盡量不吃油膩、太甜、黏膩、生冷的食物，堅持清淡飲食，多吃粗糧、薯類、蔬果，並做到細嚼慢嚥。

偏方

脾主運化，主升清，統攝血液，胃主受納腐熟水穀，日常飲食常常進食肥膩甘厚的食物，會嚴重損害脾臟功能，使得吃進去的食物不能被正常地運化吸收，其中的水液停滯不化進而導致痰和濕凝聚在一起，導致身體發胖、肚子鬆軟肥大。

荷葉具有清暑化濕、升發清陽、涼血止血的功效，它所含的荷葉城還能有效分解體內脂肪，並阻止腸壁吸收脂肪。綠豆可清熱解毒、健胃止渴、利尿消暑。

綠豆荷葉粥具有減肥降脂、排毒解暑的食療作用，可以幫助女性將體內的痰濕排出去，從根源上解決腹部肥胖問題。

祛濕減肥降脂

綠豆荷葉粥

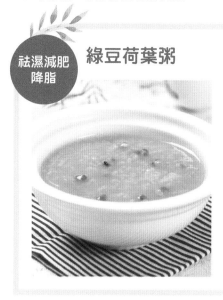

原料

大米 50 克，綠豆 100 克，鮮荷葉 30 克，冰糖 5 克。

做法

1. 將綠豆洗淨，浸泡兩小時；將大米淘淨，浸泡 30 分鐘；將鮮荷葉洗淨。
2. 向鍋內加入冷水、綠豆，用大火煮沸後改用小火煮至綠豆半熟，加荷葉、大米續煮至米爛豆熟，去除荷葉，加冰糖調味即可。

❶ 特別提示

綠豆不宜煮得過爛，以免破壞營養成分，降低解毒、排毒的功效。

● 抑制體內脂肪生成，三瓜汁是大能手

日常生活調養

1. 嚴格遵循「管住嘴」的原則，堅持低脂肪、低糖、低熱量、高膳食纖維飲食，盡量少吃零食。
2. 三餐定時定量，細嚼慢嚥，晚餐七分飽，晚上 8 點之後不再進食。
3. 多吃有助於減肥的食物，如冬瓜、苦瓜、青瓜、山楂、荷葉、馬鈴薯等。

偏方

冬瓜與青瓜都屬低熱量、低脂肪、低糖的健康食品，含有豐富的丙醇二酸，這種物質能夠有效地抑制糖類轉化為脂肪，具有減肥降脂的功效，因此經常食用冬瓜和青瓜可以顯著減輕體重。苦瓜所含的苦瓜素能阻止脂肪的吸收，調節人體新陳代謝，從而起到降脂、塑身的功效。

三瓜汁能有效抑制體內糖類物質轉化為脂肪，防止脂肪在體內堆積，經常飲用減肥效果十分明顯。

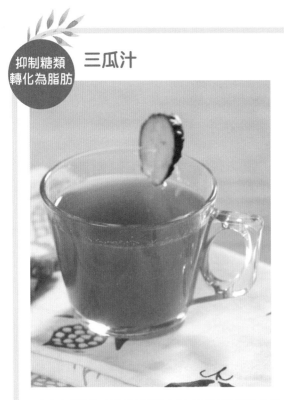

抑制糖類轉化為脂肪

三瓜汁

原料

冬瓜、青瓜各 150 克，苦瓜 100 克。

做法

1. 將冬瓜去皮、籽，切成小塊；將苦瓜洗淨，去籽，切成小塊；將青瓜洗淨，切成小塊。
2. 將所有食材放入榨汁機中，加涼白開水到機體水位線間，接通電源，按「果蔬汁」啟動鍵，攪打均勻後倒入杯中即可。

❗ 特別提示

如果無法接受此汁的味道，可以加少許蜂蜜調味，也可以將冬瓜、青瓜和苦瓜切片煮湯食用。

◐ 清理腸道堆積的脂肪，白蘿蔔薺菜檸檬汁堪稱清道夫

症狀

體重超標，腰圍變粗，身材臃腫。

日常生活調養

1. 減少脂肪的攝入量，尤其是動物性脂肪，多吃魚、蝦、貝、雞、鴨等白肉，少吃豬肉、肥牛、肥羊等紅肉，忌食炸雞、蛋糕、油條、奶油等食物。
2. 加強腹部鍛煉，每天有針對性地進行腹肌撕裂者、平板支撐等運動。
3. 增加膳食纖維的攝入量，多吃粗糧、薯類、新鮮蔬果，幫助腸道排出脂肪。

偏方

每天大魚大肉，雖然滿足了口腹之欲，卻也讓太多脂肪進入了身體，多餘的脂肪無法被消耗，其中的一部分就會在腸道表面形成脂肪團，也就是俗稱的腸油。

腸油的存在屬正常現象，但是過多的腸油會阻礙腸道的正常功能，不僅容易引發消化系統疾病，還會導致肥胖。

白蘿蔔所含有的辛辣物質芥子油能夠促進脂肪代謝，避免脂肪堆積在體內，有助於清除多餘腸油。將白蘿蔔與薺菜、檸檬汁一同榨汁飲用，具有清腸減肥、降脂瘦身的功效，有益於減輕體重、恢復健康。

減少腸道脂肪

白蘿蔔薺菜檸檬汁

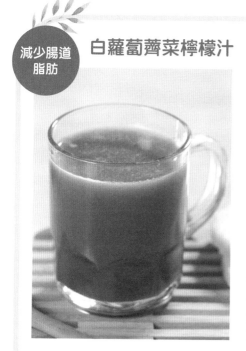

原料

白蘿蔔、薺菜各 100 克，檸檬 1/4 個，蜂蜜適量。

做法

1. 將白蘿蔔洗淨，切小塊；將薺菜洗淨，切成小段；將檸檬去皮、籽，切成小塊。
2. 將所有食材放入榨汁機中，加涼白開水到機體水位線間，接通電源，按「果蔬汁」啟動鍵，攪打均勻後倒入杯中即可。

❶ 特別提示

榨汁後剩下的菜渣可以和適量麵粉、雞蛋、清水、鹽，攪成麵糊，攤成薄餅，充分利用食材的營養。

● 全身肥胖別氣餒，灸神龜八穴輕鬆減肥

症狀

體重超標，體內脂肪基本上勻稱分佈，手臂、背部、腹部、臀部、腿部皆有贅肉。

日常生活調養

1. 合理攝入熱量，在總熱量不變的前提下堅持少食多餐，每餐只吃七分飽，晚上 8 點後不再進食。
2. 堅持運動鍛鍊，每周至少 4 次有氧運動，並配合一定的無氧運動。
3. 經常敲打帶脈穴和豐隆穴。

秘方

選用利水、化痰、消食的藥物可以將身體裏的濁氣、廢物與毒素排出體外，將這些藥物製成藥物艾絨，艾灸同樣具有利水、化痰、消食作用的穴位，如神龜八穴（由天樞穴、水道穴、滑肉門、水分穴、關元穴組成），可以起到事半功倍的效果，達到消食導滯、減肥去脂的目的。

改善全身性肥胖

藥物灸神龜八穴

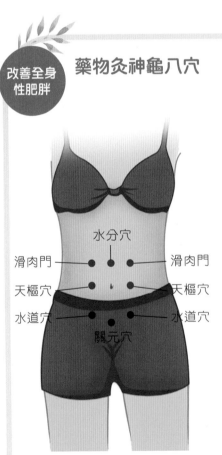

水分穴
滑肉門 — 滑肉門
天樞穴 — 天樞穴
水道穴 — 水道穴
關元穴

穴位定位

天樞穴位於橫平臍中、前正中線旁開 2 寸處；滑肉門位於臍中上 1 寸、前正中線旁開 2 寸處；水分穴位於前正中線上、臍中上 1 寸處；水道穴位於臍中下 3 寸、前正中線旁開 2 寸處；關元穴位於臍中下 3 寸處。

藥物艾絨製作

1. 將等量的澤瀉、茯苓、決明子、荷葉、生山楂用粉碎機研成粉備用。
2. 取兩大撮艾絨、4 芍藥粉，充分混合後用力捏成 8 個大小相等的艾柱，放在用牙籤紮了洞的薑片上。

操作手法

女性平躺，將藥物艾絨點燃，分別放在神龜八穴上，每次灸 10 分鐘，隔一天灸一次，兩周為一個療程。

❗ 特別提示

藥物灸的同時可以請家人點燃艾條，在肚臍周圍進行艾灸，能夠增強減肥效果。

消化不良

消化不良指的是由胃動力障礙所引起的一種臨床症候群，主要分為功能性消化不良和器質性消化不良。

● 拯救吃撑的胃，別忘了蘿蔔酸梅鴨肫湯

症狀

胃部發脹，噁心，食慾不振，昏昏欲睡，有時還會出現畏寒、脹氣等不適。

日常生活調養

1. 及時進行飲食調理，下一餐的食物應以稀軟、半流質為主，忌食難消化的食物，並且只吃七分飽。
2. 多吃一些具有消滯開胃功效的食物，如乳酪、山楂、白蘿蔔、鴨肫等，也可以將雞內金、砂仁制成藥膳食用。
3. 飯後半小時宜慢慢散步，邊散步邊用手沿着同一方向揉肚子，可以幫助胃腸道消化食物，緩解腹脹。

偏方

一不小心吃撑了，最先受害的器官是胃，胃的負擔加重，無法完成消化任務，進而導致消化不良。長期吃撑還會使胃一直處於飽脹狀態，胃黏膜得不到修復機會，誘發胃炎、胃糜爛、胃潰瘍等疾病。

鴨肫（即鴨腎）具有健胃的功效，有助於增強脾胃功能、促進消化，常用於治療消化不良、貧血等症。白蘿蔔可清熱生津、涼血止血、消食化滯，它所含的芥子油能促進胃腸蠕動，增強消化功能，並且增加食慾。

蘿蔔烏梅鴨肫湯可開胃消滯、下氣生津、清熱化痰，最適合消化不良時食用，能夠緩解食慾不振、噁心、腹脹等消化不良症狀。

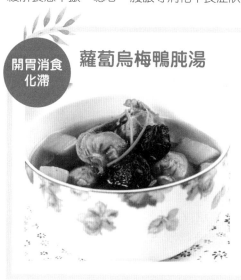

開胃消食化滯

蘿蔔烏梅鴨肫湯

原料

白蘿蔔 500 克，鴨肫 150 克，烏梅 30 克，鹽少許。

做法

1. 將鴨肫用溫水浸軟，洗淨；將白蘿蔔去皮洗淨，切塊。
2. 將原料一起放入已經煲滾的水中，煲約 3 小時，加鹽調味即可飲用。

❗ 特別提示

鴨肫有些許腥味，烹調前可以加入一點料酒醃制片刻，可以有效去除腥味。

● 胃好消化才好，多吃養胃的雞內金砂仁陳皮粥

日常生活調養

1. 每天按摩足三里穴 200 下，可以起到健脾和胃的功效，有助於改善消化不良症狀。
2. 日常飲食多吃健脾養胃的食物，如蓮子、芡實、小米、南瓜、乳酪等，將雞內金、砂仁、陳皮、枳殼、木香等制成藥膳食用效果更佳。忌食生冷、刺激、油膩的食物。
3. 三餐定時定量，不暴飲暴食，盡量不吃宵夜。

偏方

　　砂仁，性溫，味辛，入脾、胃、腎經，具有除嘔逆、增食慾、化滯消食、溫暖脾腎、下氣止痛等功效，對於腹痛脹滿、腸鳴泄瀉、宿食不化、嘔吐清水等症皆有很好的食療效果。雞內金可健胃消食、澀精止遺、通淋化石，常用於治療食積不消、嘔吐瀉痢、膽脹脅痛等症。陳皮可理氣健脾、燥濕化痰，可以改善脘腹脹滿、食慾不振、嘔吐腹瀉、咳嗽痰多等不適。

　　雞內金砂仁陳皮粥具有和胃理氣、消滯健脾的功效，可以緩解消化不良導致的食慾缺乏、脘腹脹滿、噁心嘔吐等不適。

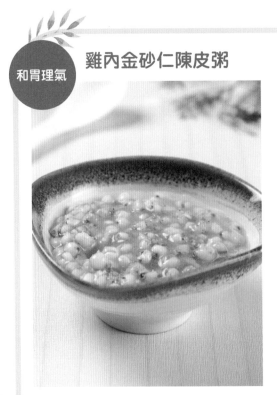

和胃理氣

雞內金砂仁陳皮粥

原料

雞內金 6 克，陳皮 3 克，砂仁 1.5 克，大米 30 克，白糖適量。

做法

1. 將雞內金、陳皮、砂仁一起研成細末。
2. 將大米淘淨，放入鍋內，加適量白糖和清水攪勻，用大火燒沸後，轉用小火煮至米爛成粥，加入雞內金、陳皮、砂仁細末拌勻即成。

❶ 特別提示

雞內金不宜長時間煎煮，以免有效成分遭到破壞，降低食療效果。

胃病

胃病是眾多胃部疾病的統稱，常見的胃病主要有胃炎、胃潰瘍、胃下垂、胃息肉、胃結石等。

● 胃炎引發多種不適，喝蓮子粥可有效緩解

症狀

胃炎患者的主要症狀有上腹部不適、疼痛、食慾減退、噁心、嘔吐等。

日常生活調養

1. 飲食規律，少量多餐、定時定量，每餐最多吃到七分飽，禁止暴飲暴食、饑飽不定，以免加重胃部負擔，損傷胃功能。
2. 進食的食物宜軟爛、易消化，盡量不吃質地堅硬的食物和富含粗纖維的蔬果雜糧，忌食太燙或太涼的食物，忌食油炸、辛辣、生冷食物，戒煙酒。
3. 積極治療口、鼻、咽部的慢性炎症。

偏方

在中醫看來，胃病重在調養，即「三分治七分養」，科學合理的飲食調理對穩定胃炎病情、防止急性發作有着十分重要的意義。

蓮子是補脾止瀉、益腎澀精、養心安神的食療佳品，善補五臟之不足，通利十二經脈氣血，可以有效緩解脾虛泄瀉、帶下遺精、心悸失眠等不適。糯米可健脾養胃、補中益氣、止虛汗，對於食慾不振、腹脹腹瀉有一定的緩解作用。

將蓮子與糯米一同煮粥食用，可以起到健脾益胃、緩急止痛的功效，是有效改善胃炎患者胃脘疼痛、食後飽脹、食慾不振等不適的佳品。

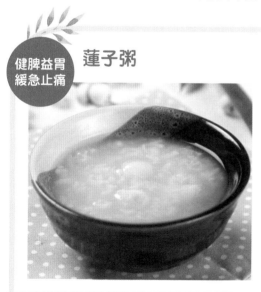

健脾益胃 緩急止痛

蓮子粥

原料

蓮子、糯米各 50 克，白糖 1 小匙。

做法

1. 將蓮子用開水泡漲，去心，倒入鍋內，加水，用小火煮 30 分鐘。
2. 將糯米洗淨，倒入鍋內，加適量清水，用大火煮 10 分鐘；倒入蓮子及湯，同時加入白糖，用小火再燉 30 分鐘即可。

❗ **特別提示**

此粥宜每日 1 劑，連吃 10 天為一個療程。

● 胃寒帶來的冷痛，需要乾薑花椒粥來拯救

症狀

胃寒的主要症狀為胃脘疼痛並伴有胃部寒涼感，這種疼痛寒涼感得溫則減。此外，胃寒的女性還會出現喜食熱食、消化不良、舌淡苔白滑、脈沉遲等不適。

日常生活調養

1. 飲食規律，三餐定時定量，盡量不吃寒涼食物或將冷熱食物混在一起食用，忌食冷飲、冰鎮飲料、冰鎮水果。
2. 合理安排工作和生活，不要勞累過度，同時保持心情愉悅，不要長期精神緊張。
3. 做好腹部保暖工作，不穿露臍裝、低腰褲，天氣變涼時經常用熱水袋熱敷胃脘。

偏方

胃寒是中醫術語，主要病因與飲食習慣有關，如飲食不規律、嗜食生冷等，導致陰寒凝滯胃腑引發不適。

乾薑，性熱，味辛，入脾、肺、胃經，具有溫中散寒、回陽通脈、燥濕消痰等功效，常用於治療脘腹冷痛、嘔吐泄瀉、肢冷脈微等症。花椒，性熱，味辛，入脾、胃經，可溫中散寒、除濕止痛、健胃殺蟲，可以有效緩解胃部及腹部冷痛、食慾不振、嘔吐清水等不適。

乾薑花椒粥具有暖胃散寒、溫中止痛等功效，可以改善胃寒引發的冷痛、消化不良、腹瀉等不適。

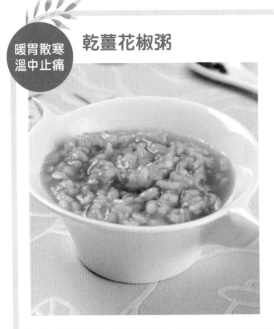

暖胃散寒 溫中止痛

乾薑花椒粥

原料

乾薑5片，高良薑4克，花椒3克，大米100克，紅糖15克。

做法

1. 將乾薑、高良薑、花椒洗淨，用乾淨紗布袋裝好；將大米淘洗乾淨。
2. 將所有原料同清水一起放入鍋中煮沸，30分鐘後取出紗布袋，調入紅糖即可。

❗ 特別提示

此粥宜空腹趁熱食用，每天2次，每次1小碗，連吃4天。

● 緩解胃下垂，參芪粟米排骨湯有高招

症狀

正常情況下，胃位於人體腹腔的左上方，位置相對固定，但是膈肌懸力不足或腹內壓降低時胃部會出現下垂，同時還可能伴有十二指腸球部位置的改變。輕度胃下垂一般無症狀，胃下垂嚴重時可出現腹脹、上腹沉重感或壓迫感、腹部持續性隱痛、噁心、嘔吐、便秘等不適。

日常生活調養

1. 堅持少量多餐、細嚼慢嚥，每天安排4～6餐為宜，忌暴飲暴食、吃得過飽。
2. 做到均衡營養，選擇細軟、清淡、易消化的食物，忌食辛辣刺激、生冷的食物，足量攝入膳食纖維以預防便秘。
3. 積極鍛煉，如散步、練氣功、打太極拳等；保持心情舒暢。
4. 經常艾灸氣海穴、關元穴、足三里穴、胃俞穴等穴位。

秘方

中醫理論認為引發胃下垂的病因主要為脾虛氣陷、肝胃不和、胃陰不足、胃絡淤滯，其中脾虛氣陷的胃下垂患者居多，治療應以補氣升陷為要點。

黃芪可補氣升陽、固表止汗、利水消腫，黨參可補中益氣、健脾養血，兩者與粟米、排骨一起煮湯食用，可以起到良好的補中益氣、健脾胃功效，幫助下垂的胃部回到原來的位置。

參芪粟米排骨湯

緩解下垂程度

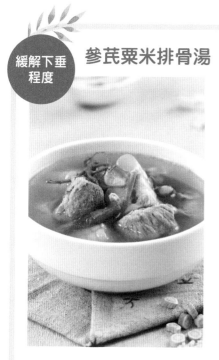

原料

黨參、黃芪各 15 克，粟米 2 個，小排骨 500 克，薑塊、鹽各適量。

做法

1. 將粟米洗淨，切成 3 厘米左右的小段；將小排骨洗淨，放入滾水中，燙去浮沫，撈出備用。
2. 將黃芪、黨參沖洗乾淨，連同粟米段、小排骨放進鍋內，放入薑塊，加適量水一起煮燉 1 小時，待排骨熟透，加鹽調味即可。

❶ **特別提示**

此湯不宜春季飲用，因為黃芪有固表的功效，而春天是生發的季節，人體需要宣發，少吃黃芪更養生。

皮膚病

皮膚是人體最大的器官，由於處於人體最外層，在保護體內組織和器官免受侵襲的同時也更容易受到來自外界的傷害。常見的皮膚病主要有皮炎、帶狀皰疹、蕁麻疹、濕疹、皮膚痕癢、痱子、白癜風等。

● 濕疹奇癢真難受，排出濕毒找蜜製黑豆

症狀

濕疹分急性、亞急性、慢性三期，一般濕疹的皮損為多形性，大多為紅斑、丘疹、丘皰疹，急性期有滲出傾向，慢性期則浸潤肥厚。患者的病程長短不一，且會反復發作，有劇烈的痕癢感。

日常生活調養

1. 飲食宜清淡，以素食為主，多吃新鮮的水果和蔬菜，適量減少高蛋白食物的攝入量，忌食高脂肪、辛辣刺激的食物和發物，如螃蟹、蝦、香菜。
2. 不要用熱水燙洗和抓撓濕疹患處，避免患處接觸肥皂、洗潔精等化學製劑，以免皮膚被刺激。
3. 治療濕疹應在專業醫師指導下進行，忌擅自亂用藥物。

偏方

濕疹是一種常見的過敏性疾病，多發於幼兒，合理進行飲食調理有助於改善體質偏頗、防治濕疹

黑豆被譽為「腎之穀」，具有健脾利濕、補腎益陰、除熱解毒、補血安神、明目健脾等功效，可用於一切濕毒水腫，有助於防治濕疹等皮膚過敏性疾病。

蜜製黑豆可補脾利濕、抗過敏，促進患者體內的濕毒排出體外，有益於緩解濕疹引發的皮膚癢痛。

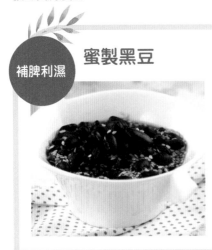

補脾利濕

蜜製黑豆

原料

黑豆 300 克，白芝麻適量，鹽、白糖、蜂蜜各少許。

做法

1. 將黑豆洗淨，用冷水浸泡 4 小時左右。
2. 向鍋中加入適量清水，放入黑豆、白糖、鹽煮沸，用文火煮至黑豆熟爛，加入白芝麻，稍煮片刻，放至溫熱後調入蜂蜜即可。

❗ 特別提示

乳腺增生患者食用此菜時不宜加蜂蜜。

● 緩解風熱型蕁麻疹，海帶豆腐湯是最美的止癢藥

症狀

　　蕁麻疹，俗稱風疹塊，患者的常見症狀為皮膚瘙癢，隨後出現風團，呈鮮紅或蒼白色，風團逐漸蔓延，可相互融合成片。

日常生活調養

1. 每餐七分飽，切勿暴飲暴食；飲食宜清淡；多吃健脾祛濕、散風透疹的食物，如薏米、百合、豆腐、山藥、海帶、枸杞子、紫蘇、薄荷等。
2. 忌食海鮮、辛辣刺激性食物、油炸食品以及各種市售零食，戒煙酒；對青黴素過敏的蕁麻疹患者應忌食牛奶及乳製品。

偏方

　　蕁麻疹的發病原因十分複雜，大部分患者無法找到病因，常見的誘因有藥物、食物、吸入物、感染、精神因素、內分泌改變等。中醫認為，蕁麻疹的發生源於外邪入侵、飲食失宜、血熱內盛、血虛受風幾個方面，通過藥物、飲食調理可有效改善。

　　海帶可清熱行水、祛濕止癢，豆腐可清熱解毒、生津潤燥，兩者一同煮湯食用，有助於緩解風熱型蕁麻疹帶來的多種不適症狀。

祛濕清熱止癢

海帶豆腐湯

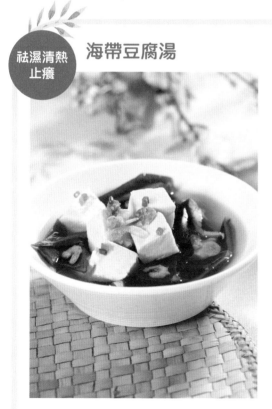

原料

北豆腐（也稱硬豆腐）200 克，海帶 50 克，鹽、葱花、薑末各適量。

做法

1. 將海帶用溫水泡發，洗淨，切片；北豆腐洗淨，切成大塊，放入鍋內加水煮沸，撈出後切丁備用。
2. 將鍋置於火上，倒入適量油燒熱，放入薑末、葱花煸香，放入豆腐丁、海帶片，加入適量清水，用武火煮沸，加入鹽，轉用文火燉 10 分鐘，待到海帶、豆腐入味時出鍋即可。

❶ 特別提示

海帶用清水浸泡 2 小時，中間換 1 或 2 次水，可以有效減少有毒的砷元素。

皮膚瘙癢不用愁，山藥芝麻肉丸來解憂

症狀

皮膚瘙癢可分為全身性皮膚瘙癢和局限性皮膚瘙癢，主要症狀為皮膚瘙癢，或伴有針刺樣不適，或感覺皮膚灼熱。

日常生活調養

1. 適量增加脂肪的攝入量，保持皮膚滋潤和彈性，避免因缺乏脂肪導致皮膚變乾燥。
2. 每天應補充 6 ～ 8 杯水，不要等口渴才喝水；多喝白開水和湯，盡量不喝咖啡、飲料。
3. 多吃富含維他命 A 的食物，如豬肝、芝麻，保持皮膚滋潤，以免皮膚變乾，出現鱗屑甚至棘狀丘疹。
4. 飲食清淡，忌食刺激性食物和海鮮。

偏方

精神變化、氣溫變化、飲酒及食辛辣食物、過度清潔等皆可誘發皮膚瘙癢，長期皮膚瘙癢會導致皮膚濕疹化、苔蘚樣變及色素沉着，嚴重損害容貌。

中醫理論認為，隨着年齡的增長，女性很容易出現肝腎陰虛，進而會出現皮膚乾燥瘙癢。治療此類皮膚瘙癢，應以調理肝腎為原則。黑芝麻可補肝腎、滋五臟、益精血、潤腸燥，將其與山藥、豬肉一同烹調食用，可滋補陰血、調理肝腎，對於肝腎陰虛所致的老年性皮膚乾燥瘙癢有一定的食療效果。

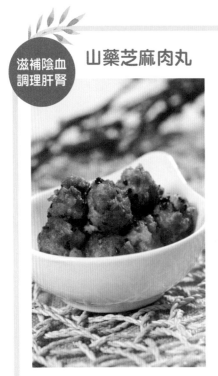

滋補陰血 調理肝腎

山藥芝麻肉丸

原料

黑芝麻 50 克，豬肉 400 克，山藥粉 50 克，雞蛋 3 個，白糖、鹽、澱粉、粟米油各適量。

做法

1. 將豬肉洗淨，煮熟後切成肉丁；將雞蛋攪勻，加入山藥粉、鹽、澱粉，加水調和均勻成糊狀。
2. 將肉丁裝入碗中，加入調勻後的蛋糊上漿，捏成肉丸。
3. 用小火將粟米油燒至八成熟，用筷子將肉丸逐個放入油鍋煎炸至色黃，撈出、瀝油。
4. 鍋中加入少量清水和適量白糖，熬成糖汁，放入炸熟的肉丸，離火，撒入芝麻即可。

❶ 特別提示

三高患者不宜大量食用此菜，以免加重病情。

女性常見病特效秘方偏方

眼部不適

眼睛是心靈的窗戶，也是觀察世界的媒介，眼部不適不僅影響女性的美麗，還會嚴重影響正常的工作和生活。常見的眼部不適有眼睛乾澀、夜盲症、近視、白內障等。

● 解救乾澀的眼睛，菠菜雞肉丸湯最拿手

症狀

眼睛乾澀的主要症狀有眼睛發乾、容易發癢、有異物感、分泌物黏稠等，有的患者由於眼睛太乾還會刺激反射性淚液分泌，出現經常流淚的症狀。

日常生活調養

1. 適量用眼，不宜長時間視物，尤其不能長時間看電視、電腦、手機。
2. 平時多吃些富含維他命 A 的食物及養肝的食物，如紅蘿蔔、菠菜、橘子、橙、枸杞子、動物肝臟、雞肉、豬肉、雞蛋等。
3. 盡量少吃辛辣刺激的食物、油炸食品等引發肝火的食物，戒煙酒。
4. 做到按時就寢、不熬夜，以免加重眼疲勞。

偏方

維他命 A 的生理功能十分強大，能夠預防眼睛乾澀、緩解眼部疲勞、維持正常視力。菠菜富含胡蘿蔔素，進入人體後會轉化為維他命 A，有助於防治眼睛乾澀。雞肉中含有一定量的脂肪和維他命 A，經常食用不僅能夠為人體補充維他命 A，還可以促進維他命 A 的吸收和利用。

菠菜雞肉丸湯具有養肝補血的功效，可以有效緩解眼睛乾澀，同時還有助於改善熬夜引發的肝火上亢。

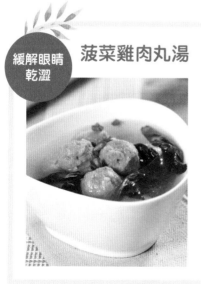

緩解眼睛乾澀

菠菜雞肉丸湯

原料

菠菜 250 克，雞胸肉 100 克，蛋白 1 個，葱花、澱粉、鹽、麻油各適量。

做法

1. 將菠菜洗淨後焯水、切段；將雞胸肉洗淨，剁成肉餡，加蛋白、澱粉、麻油攪打上勁。
2. 倒油入鍋，燒熱，炒香葱花，倒適量清水燒開，把雞肉餡擠成丸子，用中火煮熟。
3. 在鍋中下入菠菜，加鹽調味即可。

❶ 特別提示

在沸水中加少許鹽和植物油，再焯燙菠菜可保持顏色碧綠不發黃。

● 預防近視，找木耳豬肝湯來幫忙

症狀

近視的症狀為只能看清近處的事物，遠處的事物看起來模糊不清。

日常生活調養

1. 養成良好的用眼習慣，讀書寫字時保持端正坐姿，使用電視、電腦、手機時應保持合適的距離；不在光線太強或者太弱的環境中讀書寫字。
2. 多吃富含維他命 A 和維他命 B_2 的食物，如動物肝臟、黃綠色蔬菜和水果、粗糧、豆類等。
3. 加強運動鍛煉，定期進行視力檢查，發現近視後及時驗光配鏡。

偏方

學業和工作愈來愈繁重，電腦和手機愈來愈普及，現代人用眼的時間也隨之變長。長時間用眼，眼睛得不到充足的休息，會導致眼睛負擔加重、晶狀體失去彈性，增加眼睛近視的概率。

維他命 A 與維他命 B_2 是維持正常視力的必需營養元素，長期缺乏會引發近視。想要預防近視，應保證它們的足量攝入。

豬肝營養豐富，含有蛋白質、脂肪、鈣、磷、鐵、鋅、硒、維他命 A、維他命 B 雜、維他命 C 等營養物質，具有維持正常視力、防止視物模糊不清、預防夜盲症等功效。

木耳豬肝湯中含有豐富的維他命 A、維他命 B 雜、維他命 C，可以幫助女性預防營養不良誘發的近視，經常食用還可以緩解眼疲勞、養護肝臟、排毒養顏。

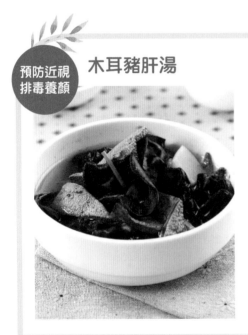

預防近視排毒養顏

木耳豬肝湯

原料

木耳 150 克，豬肝 170 克，薑片、鹽各適量。

做法

1. 將木耳用水泡發，洗淨除去雜質；將豬肝多次清洗去血水，切片備用。
2. 用大火將湯煲內的清水煮沸，放木耳、薑片，改用中火煮 30 分鐘左右，再加豬肝，待熟透後加入鹽調味即可。

❗ 特別提示

將豬肝表層的薄皮撕去，用牛奶浸泡 5 分鐘，可以有效去除異味。

● 防禦可怕的白內障，枸杞子豆漿最有一套

症狀

　　白內障指的是晶狀體蛋白質變性而引發的混濁，主要症狀為視物模糊、視力進行性減退及眩光感，多發於 40 歲以上的人群。

日常生活調養

1. 保護好眼睛，避免外傷、輻射、藥物中毒等損傷眼球。
2. 預防眼睛提前衰老，經常按摩、熱敷眼睛，促進眼部血液循環。
3. 日常飲食多攝入玉米黃素、維他命 C，富含玉米黃素和維他命 C 的食物主要有枸杞子、粟米、大黃米、菠菜、油菜、白菜、番茄、草莓、奇異果、紅棗等。

偏方

　　玉米黃素可以防止眼球晶狀體中的蛋白質和脂類氧化，降低白內障的發病率。維他命 C 是眼球晶狀體的組成成分之一，維他命 C 嚴重缺乏時會導致晶體變混濁、視力減退，嚴重者可能誘發白內障。

　　現代營養學研究表明，枸杞子是天然食物中玉米黃素含量最豐富的食物，胡蘿蔔素、維他命 B 雜、維他命 C、鈣、鐵等有益眼睛的營養物質含量也很高，可以有效預防視力模糊、視力減退、夜盲症、白內障等眼部疾病。

　　將枸杞子和黃豆製成豆漿飲用，可以補充大量胡蘿蔔素、維他命 B 雜、維他命 C、玉米黃素，是預防近視、白內障、夜盲症的食療佳品。

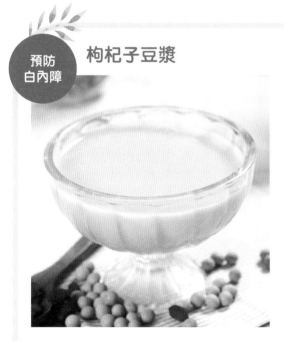

預防白內障

枸杞子豆漿

原料
黃豆 60 克，枸杞子 10 克。

做法
1. 將黃豆用水浸泡 10 ～ 12 小時，洗淨；將枸杞子溫水泡發，洗淨。
2. 將枸杞子、黃豆放入豆漿機中，加水到機體水位線間，接通電源，按「五穀豆漿」啟動鍵，20 分鐘左右豆漿即可做好。

❶ 特別提示
寧夏產的枸杞子營養更豐富、功效更顯著，最適合用於食療。

脊椎不適

脊椎是身體的頂樑柱，一旦脊椎出現不適，就會引發頭痛、肩痛、背痛、腹痛、腰痛、腿痛、四肢麻木、乳腺增生、子宮炎症等諸多症狀，嚴重時還可能導致癱瘓。

● 頸肩痠痛，快吃葛根煲豬脊骨舒筋活絡

症狀

頸部和肩部肌肉出現痠痛感，有時還會伴有脖子僵硬等不適。

日常生活調養

1. 不宜長時間久坐或久站，每隔 1 小時就要休息 5 ～ 10 分鐘，活動一下頸部和腰部。
2. 調整電腦鍵盤和屏幕的高度，使鍵盤不高於坐下時手肘的水平，看屏幕時頸部彎曲不超過 35° 為宜。
3. 經常熱敷或者用熱水淋浴頸肩部，可以有效緩解痠痛感。

偏方

葛根，性涼，味甘、辛，入脾、胃經，具有解肌退熱、生津止渴、升陽止瀉、透疹等功效，是治療項背強痛、表證發熱、麻疹不透、陰虛消渴、熱瀉熱痢、脾虛泄瀉等症的良藥。現代醫學研究表明，葛根能使冠狀動脈和腦血管擴張，改善心腦血管的血流量。

葛根煲豬脊骨具有舒筋活絡、益氣養陰的功效，可用於輔助治療經絡不通引起的肩頸痠痛。

舒筋活絡
益氣養陰

葛根煲豬脊骨

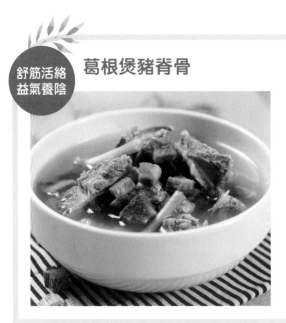

原料

葛根 30 克，豬脊骨 500 克，蔥段、薑片、鹽各適量。

做法

1. 將葛根去皮，切片。
2. 將豬脊骨洗淨，切段。
3. 將葛根、豬脊骨及蔥段、薑片一起放入鍋內，加入適量清水，煲至豬脊骨熟透，加鹽調味即可。

！ 特別提示

豬脊骨不可熱水下鍋，加鹽的時間不可提前，以免破壞營養物質。

● 頸椎病來勢洶洶，一巴掌刮痧法化解不適

症狀

頸椎病可帶來多種不適，主要有頸肩疼痛、偏頭疼、肢體感覺麻痹、四肢乏力、耳鳴、聽力下降、記憶力減退、失眠多夢等。

日常生活調養

1. 糾正不良姿勢，走路時應抬頭挺胸，坐車時不要打瞌睡，坐下時不要弓腰駝背，同時避免頭頸部負擔重物。
2. 不要過度勞累，注意為頸椎保暖，秋冬季節尤其不能讓頸椎受寒，宜戴圍巾、穿高領毛衣。
3. 加強頸肩部肌肉的鍛煉，經常做頭及雙上肢的前屈、後伸及旋轉運動。
4. 養成良好的生活習慣，改變高枕睡眠的不良習慣，以免加速頸椎退變的可能。

偏方

刮痧可以放鬆肌肉與筋絡，促進局部血液循環，緩解頸部肌肉僵硬與疼痛，是治療頸椎病的有效方法。治療頸椎病的刮痧重點是頸部和肩部，重點穴位為風府穴、天柱穴、風池穴、風門穴及肩井穴。

緩解頸部疼痛

一巴掌刮痧法

穴位定位

風府穴位於後髮際正中直上 1 寸處；天柱穴位於後髮際正中旁開約 2 厘米處；風池穴位於胸鎖乳突肌與斜方肌上端附着部之間的凹陷處，與風府穴相平；大椎穴位於第 7 頸椎棘突下凹陷處；風門穴位於第 2 胸椎棘突旁開 1.5 寸處；肩井穴位於大椎與肩峰端連線的中點處。

操作手法

1. 以風府穴為起點，大椎穴為終點，用刮痧板從上至下刮 15 ～ 20 下。
2. 以天柱穴為起點，風門穴為終點，用刮痧板從上至下刮 20 ～ 30 下。
3. 以風池穴為起點，肩井穴為終點，用刮痧板從上至下刮 20 ～ 30 下。

❶ 特別提示

如患者頸部可見明顯的頸椎凸起，應先從上至下輕刮幾下，然後用刮痧板點壓頸椎關節間隙，每處點壓 3 ～ 5 次，最後從上到下輕刮幾下。

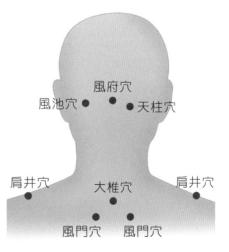

●◗ 患上強直性脊柱炎，捏脊療法能減輕疼痛

症狀

強直性脊柱炎早期症狀不明顯，甚至沒有任何臨床症狀，有的患者則會出現消瘦、厭食、輕度貧血、長期或間斷低熱等症狀。隨着病情的發展，患者會出現關節病變，如骶髂關節炎、駝背、腰部活動受限等。

日常生活調養

1. 保持正確的姿勢，參與力所能及的勞動和鍛煉，不過勞、不過逸。日常站、坐、行時做到挺胸收腹，避免脊椎發生彎曲。不睡軟床，不睡高枕，宜睡木質硬板床，睡低枕或者不用枕頭。
2. 盆浴、淋浴、溫泉浴等熱療可以有效預防畸形。按摩膀胱經、夾脊穴、血海穴、足三里穴、陽陵泉穴、伏兔穴、梁丘穴、犢鼻穴等穴位有助於緩解症狀。
3. 堅持每天鍛煉，進行定時定量的擴胸運動及其他符合自身情況的運動，可以有效避免出現畸形，恢復關節功能。

偏方

強直性脊柱炎是一種危害性極大的慢性炎症，多發於青少年，由於初期症狀不明顯，致畸率、致殘率極高。早期強直性脊柱炎可以通過日常的護理和保健使病情得到緩解，藥物、理療、手術也是治療強直性脊柱炎的常用方法。

捏脊是中醫的常見療法，為強直性脊椎炎患者進行捏脊治療，可以有效促進血液循環，緩解椎間關節和脊肋關節軟組織痙攣，有助於減輕疼痛。

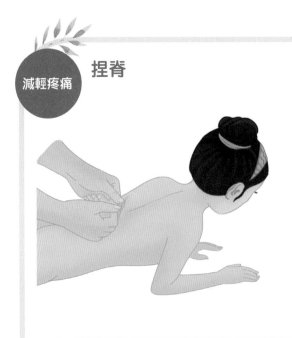

減輕疼痛

捏脊

操作手法
1. 關好門窗，脫去上衣，俯臥在床上。
2. 家人用雙手將脊椎左邊的皮捏起來，沿着脊椎由下向上揉捏，手法由輕到重，力度以皮膚溫熱為宜，重複捏 3 遍。
3. 將脊椎右邊的皮捏起來，重複捏 3 遍。

❗ 特別提示
捏脊後，家人繼續按揉患者背部的夾脊穴以及膀胱經上的穴位，效果更佳。

◗ 腰椎間盤突出了，伸筋草腰枕來解救

症狀

腰椎間盤突出症的主要症狀為腰部疼痛、一側下肢或雙下肢麻木疼痛等，有的患者還會出現臀部疼痛、大小便障礙、會陰和肛周感覺異常等不適。

日常生活調養

1. 初次發作時應嚴格臥床休息，即使大、小便也不能下床或坐起。臥床休息 3 周後可以在腰圍保護下起床活動，堅持 3 個月內不彎腰、不拿重物。
2. 按摩督脈和膀胱經可以減輕椎間盤內壓力，其中腰陽關穴、夾脊穴、後溪穴、手三里穴、腎俞穴、大腸俞穴、腰俞穴是按摩重點。
3. 注意姿勢，立、坐、行都應保持挺胸；不要睡太軟的床；注意腰腿部保暖，避免受涼。
4. 需要提重物時不要彎腰直接提起，應先蹲下拿到重物，然後慢慢起身。

秘方

腰椎間盤突出症屬不可逆的腰部損傷之一，一般多發於 40 歲以上的人群。腰痛是腰椎間盤突出症患者最直接的感受，也是最深切的痛苦，減輕腰痛才能擁有幸福的生活。

伸筋草具有祛風散寒、除濕消腫、舒筋活血的功效，桂枝具有通陽散寒、解表和營、通淤活血等功效，川芎可活血行氣、祛風止痛，青風藤可通絡、止痛、祛風濕。4 種中藥搭配可起到促進腰部血液循環、減緩疼痛的作用，尤其適合腰椎間盤突出、骨質增生的患者使用。

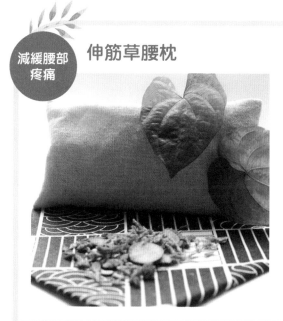

減緩腰部疼痛

伸筋草腰枕

原料
伸筋草、桂枝、川芎、青風藤各 150 克。

做法
將所有藥材搗碎，裝入腰枕即可。

使用方法
晚上將腰枕直接放在腰下枕着睡覺，白天將腰枕放在椅子上用於靠背。

❗ 特別提示
經期女性、孕婦不宜使用，腰枕使用 3 個月後應及時更換藥材。

● 防治腰肌勞損，試試每天倒着走

日常生活調養

1. 按摩腰部，用力適度，不要過猛，以免對腰椎產生過大壓力。
2. 避免劇烈活動，盡量不要搬重物，尤其不要彎腰提物。
3. 不穿高跟鞋，注意腰部保暖，老年人冬季可以用腰圍裹住腰部。

偏方

一個人每天至少要走 3000 步，多者可達 10000 多步，長期向前行走，會使人體的肌肉分為經常活動和不經常活動兩大部分，其中腰部肌肉往往總是處於緊張狀態，長時間的部分肌肉緊張和另一部分肌肉的鬆弛會影響人體的微妙平衡。

倒着走時，腳向後邁步，骨盆傾斜的方向與向前走時的方向相反，從而使腰部肌肉及下肢肌肉充分放鬆，使腰背部肌肉有規律地收縮和鬆弛，有利於腰部血液循環的改善，提高腰部組織的新陳代謝。

女性從事文職工作較多，因此大多存在不同程度的腰肌勞損，其中中老年女性的情況更為嚴重。倒着走不僅能夠有效預防腰肌勞損的發生，還可以緩解腰肌勞損帶來的腰痛，矯正姿勢性駝背，對提高脊椎關節及四肢關節的功能均有益處。

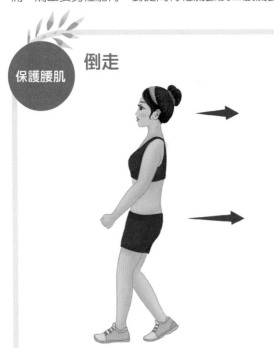

保護腰肌

倒走

動作要領

1. 雙手叉腰、兩膝挺直，先倒退着走 100 步再正常走 100 步，如此反復，以不覺疲勞為宜。
2. 一邊走一邊用手掌搓腰，搓至腰部發熱為止；然後雙手握拳，用手背敲打腰陽關穴和腎俞穴。

❗ 特別提示

倒着走時必須注意安全，應選擇平坦、寬闊、遠離馬路的地方進行。

女性常見病特效秘方偏方

● 骨盆不正隱患多，瑜伽蝙蝠式來矯正

症狀

　　骨盆不正通常會導致以下不適：腰部、臀部疼痛，坐骨神經痛；兩側臀部大小不一致，臀部特別翹，腰部後面彎曲度特別大；陰陽腳，即左右腳踝傾斜的角度不一樣；月經不調等。

日常生活調養

1. 盡量不穿矯形內衣、高跟鞋。
2. 避免久坐不動，坐着時應保持端正坐姿，不宜蹺二郎腿、跪坐在地板上。
3. 選擇軟硬適中的床，不宜睡過硬、過軟的床。

偏方

　　由於生理功能不同，男性和女性的骨盆呈現出各自的特點：男性的骨盆坐骨較小，女性的骨盆坐骨較大，因此出現男性骨盆窄且深、女性骨盆寬且淺的特點。男性的骨盆看起來像個倒三角形，女性的骨盆則像正三角形。

　　骨盆不正對女性的影響尤其大，不僅會導致腰痛、坐骨神經痛，還會引發生殖障礙，這是因為女性的陰道、子宮、卵巢、輸卵管等生殖器官都藏在骨盆裏，骨盆異常會嚴重影響女性的生殖能力。

　　來自古老印度的瑜伽對女性的健康十分有益，其中的蝙蝠式可以矯正骨盆異常，消除坐骨神經痛，收緊大腿肌肉，保持關節的柔韌與靈活性，並且能夠提升女性的生殖能力，改善性冷淡。

矯正骨盆不正　瑜伽蝙蝠式

動作要領

1. 身體端坐，雙腿向兩側打開呈一字馬，腳尖向上，上身挺直，手掌置於膝上，放鬆肩膀。
2. 吸氣，雙手分別抓住腳趾，兩邊肋骨張開，伸直背部，眼望前方。
3. 呼氣，慢慢向前俯身，胸部貼地，下顎挺出並放置在地面上，堅持自然呼吸5次。
4. 還原坐姿，重複做3次。

⓵ **特別提示**

雙腿打開的程度應根據自己的柔韌性調節，千萬不要勉強自己做到一字馬，以免肌肉拉傷。

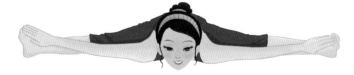

頭痛

頭部相當於整個身體的司令，頭痛來襲會嚴重影響正常的生活、工作和學習。誘發頭痛的原因很多，如神經痛、腦血管疾病、中毒、顱內感染等，因此頭痛非小事，應積極檢查治療。

◐ 偏頭痛作祟，杏仁花生露為你補充鎂元素

症狀

偏頭痛是最常見的原發性頭痛，主要症狀為發作性中重度、搏動樣頭痛，頭痛多為偏側，持續時間長短不一，發作時還可能伴有噁心、嘔吐等症狀。

日常生活調養

1. 保持心態平和、情緒愉悅，避免長期陷入緊張、焦慮、煩躁的情緒泥潭不能自拔。
2. 盡量規避誘發偏頭痛的不利因素，如強光直射、噪聲污染、長時間保持同一姿勢等。
3. 忌食辛辣刺激、生冷的食物，盡量少吃油炸食品、熏臘食品、甜食等；遠離富含酪胺酸的食物，如柑橘、番茄、巧克力、奶製品等；戒煙酒。
4. 養成規律生活的好習慣，經常泡熱水澡，堅持瑜伽、靜坐、冥想等着重呼吸訓練、調息的運動。

偏方

鎂是人體必需的礦物質之一，參與人體正常生命活動和新陳代謝過程，參與蛋白質和核酸的合成，保護肌肉和神經，擴張血管，穩定情緒。

杏仁和花生中都含有豐富的鎂元素，偏頭痛患者食用可以擴張血管、穩定情緒，減少偏頭痛的發作，並緩解發作時的不良情緒。

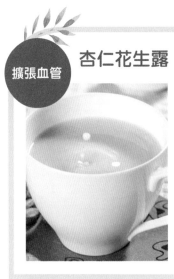

擴張血管

杏仁花生露

原料

白杏仁 50 克，花生仁 30 克，冰糖少許。

做法

1. 將白杏仁洗淨，用清水浸泡兩小時，去皮；將花生仁洗淨，用清水浸泡 3～4 小時，剝去花生衣。
2. 將白杏仁和花生依次放入攪碎機中，加適量清水攪打成漿狀，用紗布過濾兩次，倒入湯鍋中，加冰糖煮開即可。

❶ 特別提示

白杏仁又稱苦杏仁，有小毒，因此此飲品不宜長期大量飲用。

● 酒後頭痛有妙招，綠豆湯還你清醒頭腦

症狀

　　過量飲酒可誘發頭痛，同時伴有眼部充血、心率加快、頭昏、易怒等症狀，嚴重者還會出現噁心、嘔吐、走路不穩、語無倫次甚至昏迷症狀。

日常生活調養

1. 對頭部進行冷敷可以將頭部血液帶引至足部，有助於緩解酒後頭痛。
2. 按摩頭部，重點按摩太陽穴，力度適中，不可太過用力。
3. 多喝溫開水、蜂蜜水、蘿蔔汁、芹菜汁、綠豆湯等，可以有效改善醉酒帶來的諸多不適。

偏方

　　蜂蜜，性平，味甘，入肺、脾、大腸經，富含果糖、葡萄糖、麥芽糖、蔗糖等成分，具有促進酒精分解的作用。醉酒後食用蜂蜜有利於快速醒酒，並緩解飲酒後的頭痛、頭暈感。

　　綠豆，性涼，味甘，入心、胃經，具有清熱解毒、消暑利尿的功效，解毒排毒作用十分優秀，李時珍稱其能「解百毒」，尤其適合經常接觸有毒物質者食用。

　　將綠豆和蜂蜜一同煮湯飲用，可以促進酒精的分解與排泄，減少酒精對身體的傷害，幫助飲酒者減輕酒後頭痛。

減輕酒後頭痛

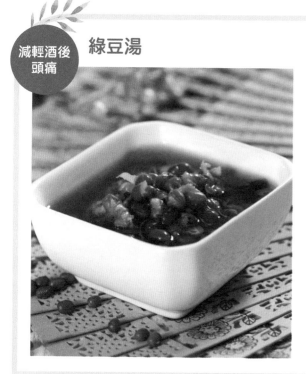

綠豆湯

原料
綠豆 80 克，蜂蜜 10 克。

做法
1. 將綠豆淘洗乾淨，用清水浸泡 3 ～ 4 小時。
2. 將湯鍋置於火上，放入綠豆和適量清水，用大火燒開後轉小火煮至綠豆爛熟，離火，涼至溫熱，加蜂蜜調味，連豆帶湯喝下即可。

❶ 特別提示
綠豆不宜去皮食用，也不宜烹煮得過爛，兩者皆會破壞綠豆的營養，降低其解毒排毒的功效。

過度疲勞

在過勞死經常見諸報章的今天，過度疲勞已經成為很多職業女性的常態，這種亞健康狀態的可怕之處在於可以引起身體潛藏的疾病急速惡化。

● 打敗疲勞感，五豆麥米粥有奇效

症狀

長時間工作、過度運動及通宵娛樂都會導致身體產生疲勞感，出現乏力、精神不振、肌肉痠痛等不適。

日常生活調養

1. 養成有規律的生活習慣，做到勞逸結合，不熬夜，保持充足的睡眠。
2. 進行自我按摩，用雙手拍打雙肩、腰部與下肢，按揉雙耳、雙手及胸腹部，重點按壓印堂穴、太陽穴、足三里穴。
3. 如果肌肉痠痛，可以對痠痛的局部肌肉進行熱敷，並且進行溫水沐浴，可以有效促進血液循環，消除肌肉疲勞。
4. 多喝水，多吃新鮮的蔬菜和水果，適量補充優質蛋白質。

偏方

二十八烷醇可以有效增強耐久力、精力和體力，提高基礎代謝率，提高肌肉功能，消除降低肌肉痙攣，具有公認的抗疲勞功效。二十八烷醇的主要食物來源為小麥胚芽、米糠、糙米、甘蔗、蘋果、葡萄等。

五豆麥米粥富含二十八烷醇與蛋白質，可以有效緩解疲勞，加速體力恢復，老年女性食用還可以防治帕金遜綜合症。

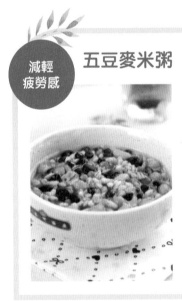

減輕疲勞感

五豆麥米粥

原料

糙米 100 克，小麥 100 克，黑豆、紅豆、黃豆、白豆、綠豆各 50 克。

做法

1. 將糙米與小麥淘洗乾淨，用清水浸泡 2 小時；將上述 5 種豆分別淘洗乾淨，用清水浸泡 3 小時左右。
2. 向鍋中加入清水，放入糙米、小麥與 5 種豆，煮滾開鍋後，再改用小火煮，待米、麥、豆都呈「開花」狀即可。

❗ 特別提示

將米、麥、豆淘洗乾淨，浸泡好後可直接連同泡米和泡豆的水一同下鍋，能更好地保存米和豆中的營養。

告別大腦疲勞，紅棗豬肉湯助力恢復活力

症狀

如果腦力勞動持續時間太長或強度過大，大腦就會出現一系列慢性疲勞症狀，如頭痛頭暈、記憶力下降、反應遲鈍、身體乏力、失眠易醒、精神欠佳、情緒不良等。

日常生活調養

1. 合理安排工作和學習，避免長時間用腦，盡量不熬夜。
2. 加強運動鍛煉，恢復身體活力，同時每天進行靜坐、冥想。
3. 足量攝入大腦需要的營養物質，如蛋白質、卵磷脂、牛磺酸、維他命 B、鋅、碘、水等；適量吃些苦味的食物，如茶葉、咖啡、巧克力等，可以起到醒腦提神的作用。

偏方

豬肉含有豐富的優質蛋白質與卵磷脂。蛋白質是腦細胞的主要成分之一，可控制腦神經細胞的興奮與抑制，提高記憶與思考的能力。卵磷脂則具有增強大腦活力、消除大腦疲勞、增強記憶力、提高學習工作效率等功效。

紅棗豬肉湯可健腦益智、補血益氣，不僅可以緩解大腦疲勞，還有助於美容去脂，尤其適合長期從事腦力勞動的女性食用。

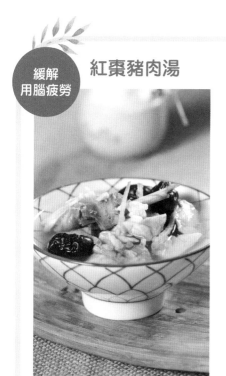

緩解用腦疲勞

紅棗豬肉湯

原料

紅棗 10 顆，鮮豬肉 150 克，薑絲、蒜末、料酒、醬油、鹽、白糖、胡椒粉、麻油各適量。

做法

1. 將鮮豬肉洗淨，切塊；待油鍋燒至八成熱，放入鮮豬肉炸熟，撈出豬肉，瀝去油脂。
2. 鍋內留少許油，放入薑絲、料酒、醬油、鹽、白糖、豬肉，翻炒入味後，加紅棗和適量清水，用小火燜至熟爛。
3. 加蒜末稍燜，再加胡椒粉調味，淋入麻油即可。

● 夜班打亂生物鐘，莧菜牛肉羹擊退疲勞感

症狀

　　夜間工作打亂了人體正常的生物鐘，與白天工作相比更容易使人產生疲勞感，同時還會出現頭痛、失眠、健忘、易怒、免疫力下降、內分泌紊亂等症狀。

日常生活調養

1. 最好的抗疲勞方法是適度進行有氧運動，白天休息時可以打乒乓球、跳健身操、練瑜伽、慢跑、快步走。
2. 日常飲食多補充具有抗疲勞功效的營養物質，如維他命B雜、維他命C、肌醇、鈣、鐵等。

偏方

　　很多女性由於工作安排的原因需要經常上夜班，夜間工作打亂了人體正常的生物鐘，身體吃不消，疲勞感像海水一樣洶湧而至。如何讓身體恢復狀態，更好地投入到工作中？你需要一碗營養滿滿的解乏羹。

　　莧菜含有豐富的維他命C、鈣、鐵，維他命C可以消除人體內過量的自由基，鈣可以緩解肌肉緊張、防止肌肉痙攣，鐵則能夠通過改善機體組織氧供應間接增強機體抗疲勞的能力。牛肉中優質蛋白質、維他命B雜和鐵的含量尤為豐富，同樣可以幫助人體消除疲勞，尤其可以有效緩解肌肉疲勞。

　　莧菜牛肉羹的抗疲勞作用十分顯著，還可以幫助長期上夜班的女性增強免疫力，減少夜間工作帶來的身體傷害。

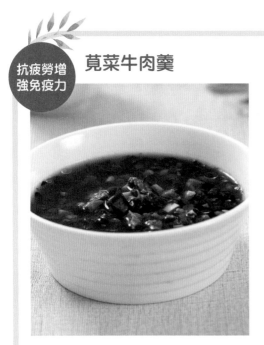

抗疲勞增強免疫力

莧菜牛肉羹

原料

莧菜200克，牛肉100克，清湯300克，鹽、水澱粉、麻油各適量。

做法

1. 將莧菜洗淨，切成末；將牛肉洗淨，切成粒。
2. 將清湯放入鍋中煮沸，倒入牛肉粒煮約5分鐘，放入莧菜末，繼續煮3分鐘後用水澱粉勾芡，加鹽、麻油調味即可。

❗ 特別提示

處理牛肉時，切得越細碎越好，這樣更利於人體吸收和利用牛肉的營養。

壓力山大

壓力來源於生活、工作與個性，女性在實現自我價值的同時還要照顧好家庭，常常有壓力山大之感。壓力是把雙刃劍，適度的壓力可以激發潛能，過大的壓力則會帶來精神崩潰，學會化解壓力是現代女性的必修課。

● 睡不好、心不寧，酸棗仁排骨湯助你香甜入夢

症狀

長期壓力太大會影響睡眠質量，導致女性心神不寧、難以入睡、易醒多夢。

日常生活調養

1. 營造溫馨舒適的睡眠環境，將溫度、濕度、噪聲、光線控制在合理範圍。
2. 睡姿以右側臥為主，仰臥、左側臥與右側臥交替進行，這樣更有利於消除疲勞。
3. 睡前不宜情緒激動，更不宜憤怒，可以聽一些輕柔舒緩的音樂來幫助睡眠。
4. 日常飲食應安排一些有助安眠的食物，如小米、牛奶、酸棗仁等。

偏方

中醫將失眠稱為不寐、目不瞑、不得眠。酸棗仁是中醫治療失眠的常用藥，性平、味甘、酸，入心、肝、膽經，具有寧心安神、養肝斂汗的功效，可緩解虛煩不眠、驚悸多夢、體虛多汗等症。

將酸棗仁與清心安神、潤肺止咳的百合一起煮湯食用，可起到養心安神的食療功效，有益於改善壓力過大引起的失眠、多夢，對於面色萎黃、身體虛弱也有十分顯著的療效。

**寧心安神
減壓養顏**

酸棗仁排骨湯

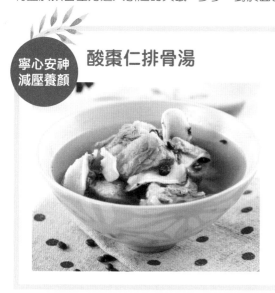

原料

酸棗仁 10 克，百合 10 克，小排骨 200 克，鹽適量。

做法

1. 將百合洗淨，用溫水浸泡約 10 分鐘；用刀背將酸棗仁略微壓碎；將小排骨洗淨，焯燙去血水。
2. 將所有食材放入鍋中，加入適量清水，用武火煮沸後轉用文火燉煮至湯汁濃稠，加鹽調味即可。

❗ 特別提示
腹瀉者應慎飲此湯。

● 壓力太大吃不消，金針菜雞絲湯能化解

症狀

壓力太大時身體和心理都會出現一系列症狀，如記憶力下降、眼皮跳、長痘、焦慮、緊張、煩躁等。

日常生活調養

1. 當發覺自己壓力太大時要努力放鬆下來，看看幽默故事、喜劇，和朋友一起聊天、逛街，經常到戶外呼吸新鮮空氣。
2. 閒暇時管理好自己的時間，讓業餘時間也過得充實而有意義，不要沉浸在自己的壓力裏。
3. 把飲食作為壓力控制計劃的一部分，選擇能夠愉悅身心的食物幫助自己緩解壓力，如香蕉、蘋果、牛奶。

偏方

金針菜是疏肝理氣、清熱祛濕、養血補虛的佳蔬，香菇可扶正補虛、健脾開胃、祛風透疹、化痰理氣，木耳則具有補血益氣、潤肺鎮靜、涼血止血的功效。將三者與雞絲一起煮湯，不僅可以起到疏肝理氣、養肝補血的作用，還可以紓緩壓力，有助於改善女性因壓力過大而出現的焦慮、緊張、煩躁等不良情緒。

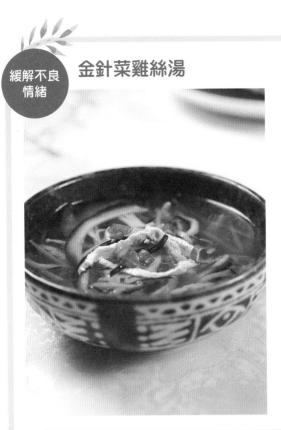

緩解不良情緒

金針菜雞絲湯

原料

雞肉 150 克，金針菜 50 克，乾香菇 3 朵，乾木耳 30 克，蔥白 1 根，鹽、花椒粉、料酒各適量。

做法

1. 將金針菜、乾木耳、乾香菇用清水浸軟，洗淨。
2. 將香菇切成絲；將雞肉洗淨，切絲，用花椒粉、料酒拌勻；將蔥白洗淨，切成蔥花。
3. 把金針菜、香菇、木耳放入開水鍋內，用小火煲沸幾分鐘，再放入雞絲、鹽煲至熟，放蔥花即可。

❗ 特別提示

在清洗香菇的水中加少許鹽，有助於洗淨香菇上殘留的泥沙。

● 暴脾氣漸長，雞肝豆苗湯來撫平

症狀

人體缺乏鐵元素時，不僅會引發貧血，出現面色蒼白、乏力、易疲勞、食慾減退、嗜睡健忘等症狀，還會造成脾氣急躁易怒。

日常生活調養

1. 富含鐵元素的食物應多吃，如動物肝臟、動物血、牛肉、蛋黃、芝麻醬、紅棗、櫻桃、葡萄等。維他命 C 具有促進鐵元素吸收的作用，因此平時還應該多吃新鮮的蔬菜和水果。
2. 盡量使用鐵鍋烹調食物，但應注意保養鐵鍋，使用生銹的鐵鍋烹調食物時將對人體有害。

偏方

鐵是血紅蛋白的重要部分，也是多種酶和免疫系統的組成成分。與男性相比，女性更容易缺乏鐵元素，20 ～ 35 歲的女性中缺鐵性貧血的發生率很高，大約為 20%。

食療是改善鐵元素缺乏的重要途徑，食物中的含鐵化合物分為血紅素鐵和非血紅素鐵，前者主要存在於動物性食物中，較易被人體吸收，是人體補鐵的主要食物來源。

100 克雞肝中含有 8.2 毫克鐵元素，接近女性每天所需鐵量的 1/2。此外，雞肝所含的鐵元素為血紅素鐵，消化吸收率很高，是補鐵的理想食物。

將雞肝與富含維他命 C 的豌豆苗一起煮湯食用，可以有效改善女性因缺鐵引發的急躁易怒、情緒不穩定、精神萎靡等多種不適。

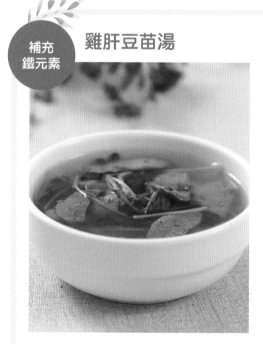

補充鐵元素

雞肝豆苗湯

原料
雞肝 2 個，豌豆苗 50 克，雞湯 250 毫升，料酒、鹽、胡椒粉各適量。

做法
1. 將雞肝用清水浸泡去血水，洗淨，切成薄片，加料酒和清水，浸泡 2 分鐘；將豌豆苗擇洗乾淨，焯一下。
2. 將雞湯放入鍋中燒開，下入雞肝，燙至嫩熟，放入豌豆苗，加入鹽、胡椒粉調味即可。

❶ 特別提示
雞肝忌與抗凝血藥物、左旋多巴、帕吉林和苯乙肼等藥物一同食用。

● 趕走抑鬱，番茄魚糊還心靈一片晴空

症狀

　　長期生活在高壓之下卻無處訴說，抑鬱開始不知不覺地生根發芽，表現出對任何事物都無興趣、性格內向甚至冷漠、愛鑽牛角尖、自卑、過分自責等特徵。

日常生活調養

1. 為每一天、每件事制訂詳細的計劃，不要把全部的時間都用在痛苦的掙扎中。
2. 「凡事往好的一面去想，這種習慣比收入千金還寶貴。」懷着感恩之情珍惜眼前擁有的一切。
3. 克服過分自責、自卑心理，積極努力地生活。

偏方

　　Omega-3 脂肪酸屬人體必需的脂肪酸，主要成分有 α～亞麻酸、EPA（二十碳五烯酸）和 DHA（二十二碳六烯酸）3 種。Omega-3 脂肪酸不僅是大腦和視網膜的重要構成成分，還可以產生相當於抗抑鬱藥的類似作用，減輕焦慮、淡漠心理。Omega-3 脂肪酸主要的食物來源為深海魚類、奇亞籽、亞麻籽和海藻。

　　維他命 B 雜同樣有助於改善抑鬱症狀，研究表明，抑鬱者的飲食中富含維他命 B 雜時治療效果明顯優於其他患者。粗糧、蛋黃、蔬菜、動物肝臟都含有豐富的維他命 B 雜。

　　番茄魚糊中含有豐富的 Omega-3 脂肪酸和維他命 B 雜，可以幫助抑鬱的女性對抗不良情緒，年老女性食用還能有效預防老年癡呆。

抗抑鬱健腦強身

番茄魚糊

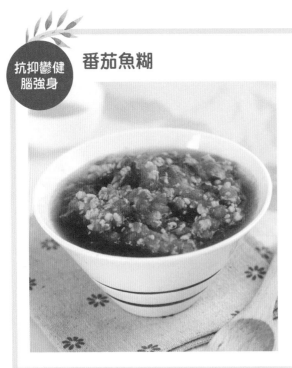

原料
番茄 100 克，三文魚 80 克，高湯、鹽各適量。

做法
1. 將三文魚去皮，切成碎末；將番茄洗淨，用開水燙一下，除去外皮，切成碎末。
2. 將高湯倒入鍋中，加入魚肉稍煮一會兒，再加入切碎的番茄、鹽，用小火一直煮至羹狀即成。

❶ 特別提示
新鮮的三文魚顏色鮮亮發紅、帶有白色紋路，營養價值更高。

口腔疾病

口腔是消化道的起點，包括牙齒、舌頭等器官。常見的口腔疾病有口腔潰瘍、口臭、齲齒、牙齦炎、牙齦出血等。

● 讓人食不下嚥的口腔潰瘍，一碗西瓜皮蛋花湯就搞定

症狀

口腔潰瘍又稱口瘡，是發生在口腔黏膜上的淺表性潰瘍，多發於唇、頰、舌緣等部位，發作時疼痛劇烈，局部有明顯的灼痛感，一般 7～10 天可自行痊癒，具有周期復發的特點。

日常生活調養

1. 潰瘍期間，飲食宜清淡、稀軟、易消化，忌食辛辣刺激食物、油炸食品，戒煙酒。
2. 飲食粗細搭配、葷素搭配，多吃新鮮的水果和蔬菜，促進潰瘍面癒合。
3. 保持樂觀的情緒，以免肝火過盛加重潰瘍。

偏方

《本草綱目》中記載：「西瓜主治消煩止渴，解暑熱。含汁，治口瘡。」西瓜中最具清熱去火功效的是西瓜翠衣，即西瓜表皮青色含有蠟質的青皮層，其中所含的西瓜霜則是治療口腔疾病的良藥。

西瓜皮蛋花湯具有清熱、解毒、涼血的功效，其富含的維他命 B 雜和維他命 C 還可以促進潰瘍面癒合，對於上火引發的口腔潰瘍尤其有效。

清熱解毒

西瓜皮蛋花湯

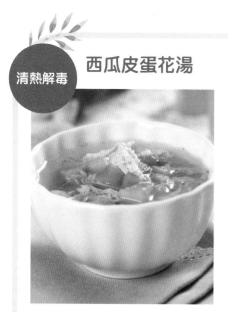

原料

西瓜皮 100 克，雞蛋 1 個，葱花、鹽各適量。

做法

1. 將西瓜皮削去綠色的硬皮，洗淨，切片；將雞蛋磕入碗中，打散。
2. 將鍋置於火上，倒入植物油燒熱，炒香葱花，下入瓜片翻炒均勻，淋入適量清水。
3. 用大火燒開後轉用小火煮 15 分鐘，淋入雞蛋液攪成蛋花，加鹽調味即可。

❗ 特別提示

將西瓜皮切絲後加調料涼拌，也可以起到輔助治療口腔潰瘍的作用。

● 口臭太尷尬，梔子仁粥送來清新口氣

日常生活調養

1. 保持口腔衛生，每天早晚刷牙、飯後漱口，口臭嚴重時還應刷刷舌頭，用淡鹽水、丁香水漱口效果更佳。
2. 嚼鮮橘皮，然後吐掉殘渣，可以清新口氣。
3. 嚼食青橄欖、話梅，喝茶、乳酪、檸檬水，皆可清新口氣。
4. 積極治療誘發口臭的疾病。

偏方

對於單純性口腔口臭，解決方法很簡單：保持口腔清潔衛生，少吃誘發口臭的食物，如葱、洋葱、蒜等。

治療臟腑功能失調口臭則要棘手得多，這類口臭由脾胃火盛、肺熱壅滯或脾胃虛弱、消化不良等引發，需要先找准病因，然後調理臟腑功能，使其恢復正常運轉，這樣才能從根本上解決口臭問題。

梔子仁，性寒，味苦，入心、肺、肝、胃經，具有瀉火除煩、清熱利濕、涼血止血、去除口臭的功效，是治療心、肺、肝、胃諸臟腑熱症的要藥。

梔子仁粥可以減輕梔子仁苦寒傷胃的副作用，從而更好地發揮藥理作用，對於脾胃火盛、肺熱壅滯引發的口臭有着很好的食療效果。

清熱泄火

梔子仁粥

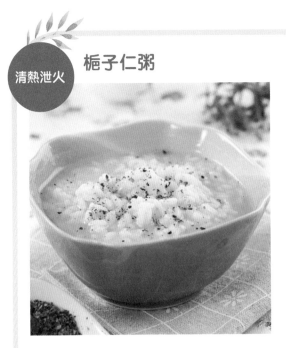

原料

梔子仁 3 克，大米 50 克，白糖適量。

做法

1. 將梔子仁擇淨，研為細末。
2. 取大米淘淨，放入鍋中，加清水適量煮粥。
3. 待熟時調入梔子仁、白糖，煮至粥熟即成。

❶ 特別提示

梔子仁苦寒傷胃，所以此粥不宜久食；糖尿病患者食用此粥時不宜加白糖，以免誘發血糖升高。

● 牙痛難忍，花椒白酒水漱漱口

症狀

牙痛是多種牙齒疾病和牙周疾病的常見症狀之一，主要症狀為牙齒疼痛、牙齦腫脹鬆軟、咀嚼費力、面頰部腫脹等。

日常生活調養

1. 積極治療引發牙痛的疾病，從根本上解決牙痛問題。
2. 避免牙齒受到冷熱刺激，忌食太燙或者冰鎮的食物，用溫水刷牙、漱口，使用軟毛牙刷清潔口腔。

偏方

中國有句俗話「牙痛不是病，疼起來要人命」，牙痛一旦發作，常常讓人痛不欲生。除了找止痛藥救急外，還有其他更健康的止痛方法—用花椒白酒水漱口。

花椒，性熱，味辛，入脾、胃經，《神農本草經》言其「主治風邪氣，溫中，除寒痺，堅齒明目」，具有芳香健胃、溫中散寒、除濕止痛、殺蟲等功效，可以消炎止痛、抑制局部炎症反應、抑菌殺菌。白酒所含的乙醇能夠將花椒中的有效成分溶解出來，使花椒的止痛效果更加顯著。此外，白酒本身也具有很好的殺菌消毒功效。

含漱花椒白酒水，並配合按壓手上的合穀穴 5 分鐘（左邊牙痛按壓右手合穀穴，右邊牙痛按壓左手合穀穴），可以有效減輕牙痛帶來的疼痛感，還可以防治口臭。

緩解牙痛

花椒白酒水

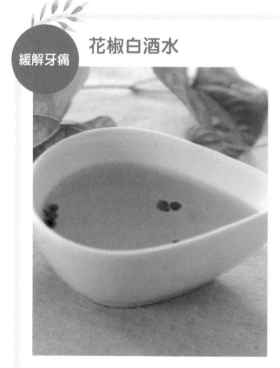

原料

花椒 10 克，白酒 50 毫升，開水適量。

做法

1. 將花椒放入開水中，加蓋泡 5 分鐘。
2. 將白酒倒入花椒水中，放涼後含漱。

❶ 特別提示

此水只能暫時減輕牙痛，治標不治本，無法根治誘發牙痛的疾病，因此應及時找出病因並給予有效治療。

高血壓

高血壓是最常見的心血管疾病，患者常伴有脂肪和糖代謝紊亂，以及心、腦、腎和視網膜等器官功能性或器質性改變，是危害生命健康的大敵。

● 降低血壓、保護心臟，少不了海藻黃豆湯

症狀

患者的收縮壓（高壓）大於等於 140 毫米水銀柱（mmHg）和（或）舒張壓（低壓）大於等於 90 mmHg，同時還可能伴有頭暈、頭痛、易疲勞、心悸等不適。

日常生活調養

1. 輕度高血壓或有高血壓家族史的人的食鹽量應控制在每日 5 克以下，血壓較高或合併腎臟損傷、心力衰竭的患者則需將食鹽量控制得更低，每日攝入的食鹽量以 1 ～ 2 克為宜。
2. 多吃含鉀、鈣豐富的食物，選擇高鉀食物時既要關注鉀的含量也要留意 K 因子（即鉀／鈉比值）的大小，含鉀量愈高、K 因子愈大的食物降壓效果愈好。
3. 多喝水，多吃新鮮蔬果，戒煙酒。

偏方

鉀與鈣是人體必需的重要礦物質，體內鉀元素不足時會出現高血壓、血脂異常、心跳過速等症狀；缺乏鈣質時會引起血管收縮，導致血管外周阻力增大，進而出現血壓異常升高的現象。

海藻與黃豆含有豐富的鉀元素與鈣元素，高血壓患者食用可以有效降低血壓、保護心臟，並且有助於預防多種併發症。

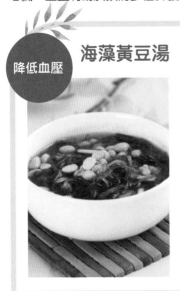

降低血壓

海藻黃豆湯

原料

海藻 100 克，黃豆 300 克，蔥花、鹽各適量。

做法

1. 將海藻洗淨，切成段；將黃豆洗淨，浸泡 3 小時。
2. 炒鍋上火，加油燒熱，投入蔥花煸香，倒入海藻煸炒片刻，出鍋待用。
3. 向鍋內加入適量水，放入黃豆煮爛，倒入海藻煨至入味，加鹽調味即可。

❶ 特別提示

海藻中含有豐富的碘元素，可以防治甲狀腺腫大，但是碘遇熱後極易揮發，因此海藻不宜太早入鍋，也不宜長時間烹調。

● 保護血管，來碗富含維他命 P 的茄子粥

症狀

　　高血壓對血管有極大的破壞力，可導致血管彈性變差、血管壁增厚、血管腔變窄，誘發動脈粥樣硬化、血栓等疾病。

日常生活調養

1. 堅持少量多餐原則，不暴飲暴食，每餐只吃七分飽，減少動物油的食用，少吃精製食物，多吃粗糧、魚類，少吃紅肉。
2. 多吃富含膳食纖維的食物，如蔬菜、水果、粗糧、薯類，有助於維持血管彈性和通暢。
3. 選擇適合自己的運動，但不宜過於激烈，以促進人體血液循環。

偏方

　　維他命 P 可以保持血管壁彈性，降低毛細血管的脆性及滲透性，減少血管阻力，有助於維持血液通暢流動，避免血管破裂，因此對高血壓、動脈硬化等心腦血管疾病均有一定的防治作用。維他命 P 主要存在於新鮮蔬果之中，如紅棗、櫻桃、橙子、橘子、柚子、檸檬、杏、茄子、紫椰菜等。

　　茄子營養豐富，100 克茄子中含有 750 毫克的維他命 P，可以有效保護血管、防治高血壓。此外，茄子還含有一定量的膽鹼、皂素，高血壓患者經常食用能夠防治血脂異常、冠心病、動脈硬化等心血管併發症。

　　茄子粥低脂、低鹽、高膳食纖維，是降低血壓、保護血管的食療佳品，尤其適合血瘀體質的高血壓患者食用。

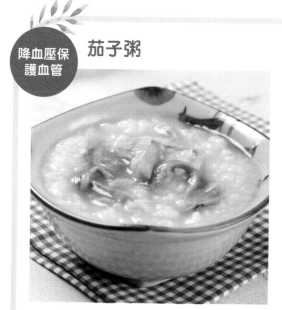

降血壓保護血管

茄子粥

原料

鮮茄子 100 克，大米 50 克，鹽適量。

做法

1. 將鮮茄子擇洗乾淨，切成細條。
2. 將大米淘淨，放入鍋中，加適量清水煮粥；待粥沸時加入茄子，煮至粥熟時，略加入鹽調味服食。

❗ 特別提示

切開的茄子，將其立刻放入水中可以避免氧化變色。

● 血壓處於臨界值，刮人迎穴、豐隆穴可降壓

症狀

處於臨界期的高血壓人群，平時的高壓為 130 ～ 140 mmHg，低壓為 90 ～ 100 mmHg，沒有明顯的身體不適。

日常生活調養

1. 保持平和心態，避免情緒激動、大吼大叫。
2. 飲食宜低鹽、低脂、低熱量、高膳食纖維，忌食高脂肪、高糖食品，如薯片、薯條、糖果、巧克力、蛋糕、甜飲料等。

偏方

研究表明，刮痧後 4 小時，血壓可以下降約 15 mmHg。對於血壓處於臨界值的高血壓人群以及服藥後血壓依然控制不好的高血壓人群來說，刮痧是很好的日常療法，但需要長期堅持才能取得較好的療效。

人迎穴是降壓要穴，常用於治療咽喉腫痛、氣喘、瘰氣、高血壓。豐隆穴也是降血壓的重要穴位，對於高血壓、高脂血症、肥胖症等皆有顯著療效。每天對人迎穴和豐隆穴進行刮痧，可以幫助上述兩類人群輕鬆降低血壓，同時還能夠預防多種併發症。

降低血壓

人迎穴、豐隆穴刮痧

穴位定位

人迎穴位於胸鎖乳突肌的前緣，即喉結旁開 1.5 寸處；豐隆穴位於脛骨前緣外側兩指寬與膝眼、外踝連線中點的平齊處。

操作手法

1. 找準人迎穴，用刮痧板從上至下輕輕刮，每側刮 10 ～ 20 次，皮膚潮紅即可。
2. 找準豐隆穴，用刮痧板從上至下刮，力道要稍重一些，每側刮 20 ～ 30 次，皮膚潮紅即可。

! 特別提示

人迎穴不可重刮，以免引起咽部不適和血壓增高。

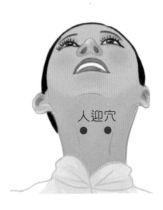

人迎穴

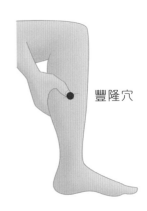

豐隆穴

糖尿病

糖尿病是指因胰島素的細胞代謝作用缺陷或者胰島素不足引起的糖類、蛋白質、脂肪等一系列代謝紊亂綜合症。如果血糖控制不佳，可誘發多種併發症。

● 血糖居高不下，苦瓜鮮蝦湯就是天然降糖藥

症狀

糖尿病患者的顯著症狀為多尿、多飲、多食、體重下降、疲勞乏力、視力下降等。

日常生活調養

1. 定時定量進餐，一日三餐的熱量分佈大約為 1/5、2/5、2/5，一日四餐則為 1/7、2/7、2/7、2/7。
2. 堅持低糖、限脂、高膳食纖維飲食，食用無糖、低脂或脫脂乳製品，忌食高糖食品和含糖量高的水果。

偏方

對於糖尿病患者來說，治療的重點是控制血糖，如果長期血糖控制不好，則會引發多種嚴重的併發症，嚴重影響生存質量。想要將血糖控制在理想範圍內，除了積極配合醫生進行治療之外，還需要輔以食療。

苦瓜含有豐富的苦瓜苷，這種物質有「植物胰島素」之稱，食用苦瓜可以顯著降低血糖，減輕人體胰島的負擔，並延緩糖尿病繼發白內障的發生。

苦瓜鮮蝦湯具有降低三高的作用，不僅能夠幫助糖尿病患者有效控制血糖，還可以為其補充多種營養物質，有益於提高生活質量。

降血糖控血脂

苦瓜鮮蝦湯

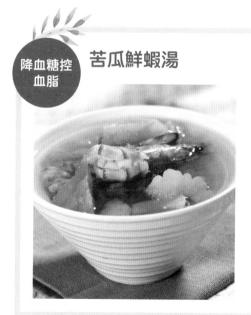

原料

苦瓜 200 克，鮮蝦 6 隻，薑片、鹽各適量。

做法

1. 將苦瓜洗淨，去蒂，去籽，切塊，焯水；將鮮蝦剪開蝦背，去除蝦線，洗淨。
2. 將油鍋燒熱，炒香薑片，放入鮮蝦翻炒至變色，加入適量清水，用大火燒開後轉用小火煮 5 分鐘。
3. 下入苦瓜略煮，加鹽調味即可。

❶ 特別提示

苦瓜含草酸，不宜過量食用，以免攝入過多的草酸與體內的鈣相結合，形成結石。

● 延緩葡萄糖吸收，雜錦魔芋湯有助於穩定血糖

日常生活調養

1. 多吃低 GI（升糖指數）食物（血糖生成指數在 55 以下的食物），適量食用中等升糖指數食物（血糖生成指數在 55 ～ 75 的食物），盡量少吃高升糖指數食物（血糖生成指數在 75 以上的食物）。
2. 飯前喝一小碗湯，可以幫助糖尿病患者減少正餐的進食量，防止飯後血糖大幅度升高。

偏方

對於糖尿病患者來說，可溶性膳食纖維可以延長食物在腸內的停留時間，降低葡萄糖的吸收速度，幫助穩定餐後血糖，同時降低胰島素需要量。

魔芋（蒟蒻）被譽為「胃腸清道夫」、「血液淨化劑」，屬低升糖指數食物，含有豐富的可溶性膳食纖維，是糖尿病患者的理想食物，能延緩葡萄糖的吸收，防止餐後血糖急劇上升。

雜錦蒟蒻湯中含有多種維他命、礦物質及可溶性膳食纖維，能夠預防餐後血糖快速上升，減輕糖尿病患者胰島的負擔。

穩定餐後血糖

雜錦魔芋湯

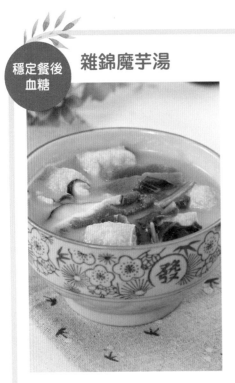

原料

菠菜 300 克，魔芋、香菇（鮮）各 100 克，紅柿子椒、油豆腐各 50 克，鹽適量。

做法

1. 將菠菜洗淨，切段，焯水；將香菇洗淨，切片；將紅柿子椒洗淨，去籽，切絲；將油豆腐切成麻將塊狀。
2. 將魔芋洗淨，切成麻將塊狀，放進開水中焯燙一下，撈出瀝乾。
3. 向鍋中加入適量清水煮開，放入菠菜、油豆腐、香菇、紅柿子椒、魔芋煮熟，最後加鹽調味即可。

❗ 特別提示

生魔芋有毒，烹熟才可食用，且每次不宜過多食用，不超過 200 克為宜。如果出現中毒症狀，可用醋加薑汁內服來解毒。

● 寶寶與糖尿病並存，肉末鱔魚湯營養又降糖

症狀

　　妊娠期糖尿病是糖尿病的一種特殊類型，指的是懷孕前未患糖尿病而在懷孕時才出現高血糖的現象，其發生率約 1%～3%，可導致羊水過多、早產、死胎、泌尿道感染、頭痛等症狀。

日常生活調養

1. 堅持少量多餐，每天進食 4～6 餐為宜，臨睡前必須加餐 1 次，具體的熱量分配為早餐 20%、午餐和晚餐各 30%，剩餘的 20% 則平均分配在幾次加餐中。
2. 烹調方法有講究，最好選擇蒸、煮、拌等烹調方法，煎、炸、熏等烹調方法則應避免。
3. 少吃含糖量高的水果，吃水果時應把握適度的量，以每天 50～100 克為宜，分多次食用。

偏方

　　如果不幸患上了妊娠糖尿病，不要驚慌，更不要精神持續緊張不安，因為負面的情緒不僅於事無補，還會影響腹中胎兒的發育，既來之則安之，積極地瞭解病情並配合專業治療才是重中之重。

　　鱔魚中含有一種叫作「鱔魚素」的物質，這種物質具有降低血糖和調節血糖的作用。此外，鱔魚還含有豐富的二十碳五烯酸（EPA）、二十二碳六烯酸（DHA），經常食用可有效保護胰腺細胞。

　　肉末鱔魚湯具有降低血糖、促進寶寶腦部發育的食療功效，對準媽媽和胎寶寶皆有益處，患有妊娠糖尿病的準媽媽可經常食用。

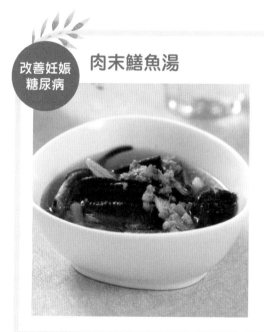

改善妊娠糖尿病

肉末鱔魚湯

原料

鱔魚 200 克，豬瘦肉 50 克，蔥段、薑片、鹽各適量。

做法

1. 將鱔魚宰殺，收拾乾淨，切段；將豬瘦肉去淨筋膜，洗淨，剁成肉末。
2. 將炒鍋置於火上，倒油燒熱，放入豬肉末稍煸，加水及鱔魚段、蔥段、薑片，燒沸，用小火煮至鱔魚段酥爛，加鹽即可。

❶ 特別提示

忌食死掉的鱔魚，以免引發中毒。

高脂血症

成年人空腹血清總膽固醇（TC）超過 5.72 毫摩爾／升（mmolL），甘油三酯（TG）超過 1.70 mmolL，血清高密度脂蛋白－膽固醇（HDL～膽固醇）含量降低（小於9.0 mmolL），稱為高脂血症。

● 降低血液黏稠度，洋蔥番茄湯讓血液循環更順暢

症狀

血液黏稠度高的高脂血症患者大多會出現頭痛、健忘、肩痛腰痛、水腫、月經不調、脫髮、失眠等不適，嚴重時還會加速動脈血管硬化，引發肌梗死和心肌梗死。

日常生活調養

1. 日常飲食應盡量少吃或者不吃太過油膩的食物及甜食，如五花肉、肥牛、肥羊、蛋糕、糖果、甜飲料等，多吃山楂、番茄、茄子、芹菜、苦瓜、菜花等可以降低血液黏稠度的食物。
2. 使用蔥、薑、蒜作為調味品，可以降低血液低密度脂蛋白的含量、提升高密度脂蛋白的含量、抑制血小板凝聚、阻止血栓形成。

偏方

洋蔥是唯一含有前列腺素 A 的植物性食物，這種物質具有擴張血管、降低血壓與血液黏度的功效。番茄中的番茄紅素是一種強抗氧化劑，可清除自由基，防止低密度脂蛋白受到氧化，還能降低血液中的膽固醇濃度。

洋蔥番茄湯具有調節血脂、保護血管的食療功效，有助於減輕體重、預防心腦血管併發症。

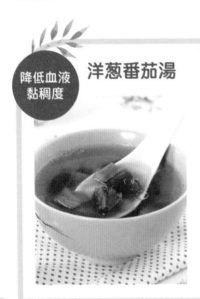

降低血液黏稠度

洋蔥番茄湯

原料
洋蔥 100 克，番茄 200 克，生薑 3 片，鹽、麻油各適量。

做法
1. 將洋蔥、番茄分別洗淨，將番茄去皮，均切塊。
2. 在鍋中加入清水和薑，用大火滾沸後，放入番茄塊、洋蔥塊，稍滾後改用中火煮約 15 分鐘，調入適量鹽和麻油便可。

❗ 特別提示
紫皮洋蔥比黃皮洋蔥的降脂功效更好，更適合血脂異常患者食用。

● 預防動脈粥樣硬化，紅豆山楂羹為你保駕護航

症狀

　　高脂血症對冠狀動脈的危害極大，大量脂蛋白在血漿中沉積和移動，不僅會降低血液的流動速度，還會通過氧化作用酸敗後沉積在動脈血管內皮上，並長期黏附於血管壁，極大地損害動脈血管內皮組織，進而造成動脈粥樣硬化。

日常生活調養

1. 盡量少吃肥肉、五花肉、牛腩、豬蹄、豬皮、骨髓、動物內臟等富含低密度膽固醇的食物；平時多吃一些促進低密度膽固醇排出的食物，如紅豆、芝麻、黑豆、粟米、糙米、山楂、橘子、紅棗、綠豆芽、菜花、魔芋、芹菜等食物。
2. 保持充足的睡眠，盡量做到不熬夜；調節情緒，保持心情愉悅；積極進行運動鍛煉。

偏方

　　低密度膽固醇負責將膽固醇轉運到肝外組織細胞中，血液中低密度膽固醇超標會使脂肪沉積於血管壁上，形成粥狀硬化，還會使循環中的血小板聚集凝固，形成血栓，引起血管阻塞，產生心絞痛、心肌梗死的冠狀動脈疾病。

　　山楂所含的黃酮類化合物有擴張體內血管、增加血流量的功效，它所含的脂肪酶可促進膽固醇分解，有助於減少血液中膽固醇的沉積，能顯著降低血清膽固醇及甘油三酯，有效防治動脈粥樣硬化。

　　紅豆山楂羹具有減肥降脂、利水消腫、消食健脾等功效，高脂血症患者食用能夠有效淨化血液、疏通血管。

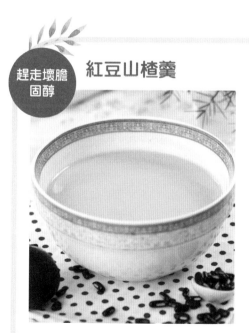

趕走壞膽固醇

紅豆山楂羹

原料

大米、紅豆各 50 克，山楂 10 克，紅糖 10 克。

做法

1. 將大米淘淨，浸泡 2 小時；將紅豆浸泡 4～6 小時；將山楂洗淨，去核。
2. 將上述原料放入豆漿機中，加水到機體水位線間，接通電源，按「米糊」啟動鍵，20 分鐘左右米糊即可做好，加入紅糖攪至融化即可。

❗ 特別提示

高脂血症患者合併糖尿病時不宜加紅糖調味。

● 血脂與體重齊升，荷葉桑白皮飲是護身符

症狀

高脂血症患者應努力減肥，將體重控制在標準範圍內。如果體重控制不理想，說明患者攝入的熱量、脂肪超標，長此以往各種可怕的併發症都會接踵而至。

日常生活調養

1. 堅持低熱量、低脂、低糖、高膳食纖維飲食，每天熱量的攝入量控制在 1200 ～ 1600 卡路里的範圍內。
2. 烹調方式以煮、涼拌、燉、蒸等為主，並使用油壺嚴格控制每天脂肪的攝入量。
3. 運動雖然可以減肥降脂，但需要把握合適的強度，建議運動時心率保持在 100 ～ 110 次 / 分鐘，每次運動的時間不宜超過 60 分鐘，每天的運動次數不超過 2 次。

秘方

荷葉是許多減肥茶的原料之一，它所含的荷葉城可以有效分解體內的脂肪並阻止腸壁吸收脂肪，所含的芳香族化合物則能溶解脂肪，防止脂肪積滯在體內。

桑白皮是桑樹的乾燥根皮，現代藥理學研究表明，桑白皮具有很好的降壓、降糖、抗菌、鎮痛作用。

荷葉桑白皮飲具有明顯的降血脂、降血壓、降血糖、減肥的作用，尤其適合身體肥胖的老年高脂血症患者飲用，可以預防脂肪肝、糖尿病、高血壓等多種併發症。

降血脂減體重

荷葉桑白皮飲

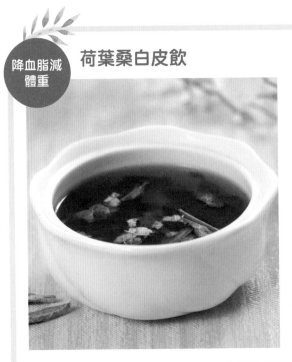

原料
荷葉、桑白皮各 10 片。

做法
1. 將荷葉洗淨，剪成大片；將桑白皮洗淨。
2. 將砂鍋置於火上，放入荷葉和桑白皮，加適量清水，用大火煮至沸騰後轉用小火再繼續煮約 10 分鐘，靜置待溫即可飲用。

❗ 特別提示
荷葉與桑白皮性寒涼，因此孕婦、經期女性、脾胃虛寒、陽虛者應慎飲。

外傷

外傷指的是身體被外界物體打擊、碰撞或化學物質侵蝕等造成的外部損傷，如燙傷、割傷、扭傷、擦傷等都屬外傷。生活中難免小撞小碰，一不小心弄傷了自己，可以用偏方來緩解不適。

● 輕度燙傷又紅又痛，一碗米醋就搞定

症狀

熱水、蒸氣只損傷了皮膚表層，皮膚發紅、無水泡、疼痛明顯。

日常生活調養

1. 燙傷後立即用自來水或涼開水沖洗，為傷處降溫，但中度和重度燙傷不宜這樣處理。
2. 燙傷後應保護好傷處，遠離灶火、蒸氣等熱源，避免烈日直射。
3. 使用熱水袋時先用毛巾包裹好，不宜直接接觸皮膚。

偏方

在中國，醋不只是一種古老的調味品，在防病、治病、消除疲勞、美容等方面皆有妙用。用醋治病，可以追溯到遙遠的東漢時期，名醫張仲景在《金匱要略》中已有相關記載，到了明代，李時珍也在《本草綱目》中記載了多種使用醋的方劑。

醋可以用於治療輕度的燒傷和燙傷，具有止痛、防起泡的功效，能夠緩解燒傷和燙傷帶來的不適感。待傷處痊癒後，用甘油與醋的混合液塗抹傷處，可以使傷處皮膚恢復細膩。

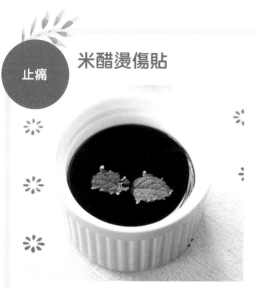

止痛

米醋燙傷貼

原料

米醋 1 碗，消毒紗布或面巾紙 1 張。

做法與敷法

1. 將消毒紗布或者面巾紙放入米醋中浸泡，然後敷在燙傷處。
2. 每隔一段時間向紗布或紙上淋些米醋，以保持濕潤，持續敷貼 30 分鐘即可。

❶ 特別提示

中度和重度燙傷不宜使用此法，應及時尋求專業醫師的幫助，以免造成傷處感染、留下疤痕。

⬤) 一不小心扭傷了，快用仙人掌消炎止痛

症狀

扭傷大多出現在踝、膝、髖、腰、肩、腕、肘等部位，主要症狀有疼痛、腫脹、皮下瘀血、關節功能障礙等，但無骨折、脫臼、皮肉破損等狀況。

日常生活調養

1. 扭傷發生 24 小時內宜冷敷，這樣可減輕局部炎症和腫脹繼續擴大，減少內部血腫形成；24 小時後可使用熱敷，促進局部血液循環。
2. 保護好扭傷的關節，至少讓扭傷部位休息 1 天，必要時應臥床休息。
3. 運動前應做好準備運動，不宜進行超過身體負荷的運動，對易扭傷部位進行針對性的鍛煉，運動間隙應充分休息。

偏方

　　仙人掌，性寒，味淡、澀，入心、肺、胃經，具有清熱解毒、散瘀消腫、止痛鎮咳等功效，外用時常用於治療燒燙傷、扭傷、流行性腮腺炎、乳腺炎等症。現代科學研究表明，仙人掌富含穀固醇、三萜皂苷，前者為抗炎活性成分，後者為鎮痛活性成分。

　　將仙人掌敷於扭傷處，能夠起到消炎、止痛的作用，有效改善扭傷處的紅腫、疼痛，治療效果優於雙氯芬酸乙胺乳膏劑。

消炎止痛

仙人掌扭傷貼

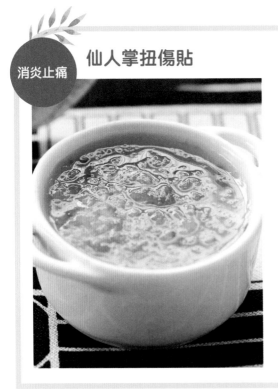

原料

新鮮仙人掌 1 片，消毒紗布 1 塊，棉線 1 段。

做法與敷法

1. 將仙人掌刮去外皮，搗成泥狀，然後將仙人掌泥均勻地塗在消毒紗布上。
2. 將消毒紗布輕輕貼在扭傷處，然後用棉線固定好，每天敷貼兩次。

❗ 特別提示

扭傷 24 小時後腫脹和炎症得到了控制，此時採用敷貼＋熱敷的治療方法，可以促進扭傷處的血液循環與組織的生長修復，療效更佳。

Chapter 9

美容抗衰特效方
紅顏不老不是夢

永遠十八歲是每個女人的夢想，但是隨着歲月的流逝，臉上也會留下歲月的痕跡：黑斑、皺紋、乾燥、痘印……想要擺脫這些惱人的美麗殺手，你需要找尋民間智慧，用對症偏方將自己變白、變瘦、變美！

美白潤膚

一白抵三俏，水潤膚如脂，黯黑、乾燥的皮膚使得美貌值、青春值大打折扣。想做白白嫩嫩的「白雪公主」，必須由內而外為肌膚補足水分，多吃美白保濕的食物，並做好防曬保護。

● 讓皮膚白出新高度，古法七白膏面膜最有效

症狀

面部皮膚黯黑、發黃；有色斑、黑斑；皮膚粗糙；經常暴露在紫外線、電腦輻射中。

日常生活調養

1. 少吃萵筍、芹菜、香菜、馬鈴薯、橘子、紫菜、田螺、木瓜、無花果等感光食物，以免增加皮膚中的黑色素含量；遠離炸雞、薯條、薯片、油條等油炸食品。
2. 多吃新鮮果蔬，它們富含的維他命 C、果酸、膳食纖維以及水分皆具有美白潤膚的功效。
3. 陰天出門也要做好防曬工作，以免紫外線造成皮膚黑色素沉着。

偏方

七白膏是記載於《禦藥院方》的古方，選用白芷、白蘞、白術、白芨、白茯苓、白附子、細辛七味藥材，它們具有美白消斑、除痘祛印、收斂毛孔、潤澤肌膚等功效，對於女性遇到的皮膚黯黑暗黃、粗糙不細膩以及各種色斑都有很好的改善作用。

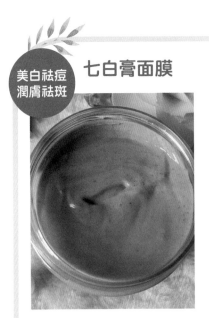

美白祛痘潤膚祛斑

七白膏面膜

原料

白芷、白蘞、白術各 30 克，白芨 15 克，白茯苓、白附子、細辛各 9 克，雞蛋適量。

制法

1. 將所有藥材研磨成細末，備用。
2. 將雞蛋白取出，加入適量藥粉，攪拌均勻，挑起糊狀物呈絲狀下滴為宜。

敷法

每次敷 15 ～ 20 分鐘後用清水洗掉，每周 2 次。

⓵ 特別提示

七白膏面膜不宜每天使用，以免導致皮膚乾燥。

● 一不小心曬黑了，蘆薈面膜助你白回來

症狀

防曬工作沒有做到位時，長時間暴露在陽光下很容易將皮膚曬傷，出現發紅、發熱、疼痛等不適，進而導致黑色素沉着，嚴重時還會形成曬斑。

日常生活調養

1. 經常進行戶外運動，增強皮膚對陽光的耐受能力，但應避開紫外線最強的早上 10 點至下午 2 點。
2. 外出前應做好防曬準備，使用防曬霜，穿長袖衣服，準備好遮陽帽、遮陽傘等。
3. 曬傷後應及時進行冷敷，消除皮膚的燒灼感。

偏方

當陽光照射皮膚時，可激發並活化位於皮膚基底層內的黑色素細胞，生成黑色素蛋白，黑色素蛋白轉移入角質細胞愈多，皮膚顏色愈深。皮膚被陽光暴曬後還會出現發紅、發熱、疼痛、水腫、脫屑等不適，嚴重影響皮膚的健康和美觀。

蘆薈是公認的美容護膚聖品，具有殺菌、抗炎、解毒的作用，在美白、防曬、祛斑、除痘等方面都有優異的表現。如果皮膚因曬傷出現紅熱、疼痛、變黑，可以塗抹蘆薈汁改善這些不適。

蘆薈面膜

美白祛斑

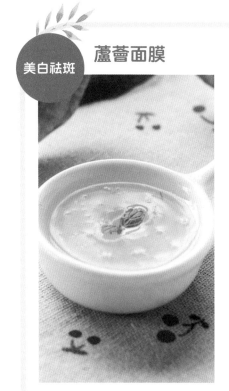

原料

蘆薈 50 克，蜂蜜少許。

制法

1. 蘆薈去皮，切成小塊，放入容器中搗成汁。
2. 將蜂蜜倒入蘆薈汁中，攪拌均勻。
3. 用小刷子將蘆薈蜂蜜汁均勻地塗抹在臉上。
4. 將少許溫水倒入剩餘蘆薈蜂蜜汁，攪拌均勻，放入面膜紙浸泡片刻，然後敷在臉上即可。

敷法

敷 15 ～ 20 分鐘取下面膜紙，溫水洗淨即可。

❶ 特別提示

對蘆薈過敏的女性不宜使用此面膜，以免使皮膚生出紅色小疹，刺癢難耐。

◐ 皮膚乾燥變沙漠，沙參玉竹排骨湯驅除內外燥邪

症狀

皮膚乾燥粗糙，同時伴有易發熱出汗、大便乾燥、口乾舌燥、喉嚨發乾、面色偏紅、眼睛乾澀、脾氣暴躁、睡眠質量差等不適。

日常生活調養

1. 堅持清熱滋陰、養心滋腎、健脾養血的飲食原則，多吃梨、甘蔗、百合、銀耳、木耳、玉竹、沙參等滋陰食材，少吃羊肉、蝦、帶魚、韭菜等溫性食物，忌食辣椒、花椒、胡椒、肉桂等熱性食物。
2. 堅持規律生活，保證睡眠充足，不宜太過勞累；保持平和心態，忌緊張、焦慮、暴躁。
3. 選擇輕柔運動鍛煉身體，避免進行劇烈運動。

秘方

女性的一生會經歷經、帶、胎、產四個重要過程，容易損耗陰液，導致陰虛，對健康和美貌皆有不良影響，因此醫學美容界有「美容保養，重在滋陰」的說法。

沙參具有養陰清熱、潤肺化痰、益胃生津的功效，常用於治療陰虛久咳、燥咳痰少、津傷口渴等症；玉竹可潤肺滋陰、生津養胃、除煩止渴，久服去面黑黯，使顏色潤澤，輕身不老。

沙參玉竹排骨湯的滋陰潤燥作用十分強大，對於陰虛火旺引起的皮膚乾燥有很好的食療效果，尤其適合秋冬季食用。

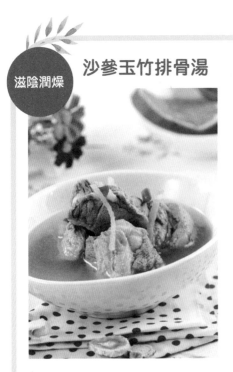

滋陰潤燥

沙參玉竹排骨湯

原料

北沙參 15 克，玉竹 15 克，豬小排 300 克，薑絲、料酒、蔥碎、鹽各適量。

做法

1. 北沙參、玉竹洗淨，用紗布包裹；豬小排洗淨，汆燙撈出備用。
2. 鍋中加水燒開，加入排骨、北沙參、玉竹、薑絲、料酒，煮沸後撇去浮沫，改用小火燉 2 ～ 3 小時至肉熟爛，加入鹽調味，撒上蔥碎即可。

❗ 特別提示

服用沙參期間，應注意保持良好的作息習慣，盡量避免熬夜，並且少吃辛辣或者刺激性食物。

女性常見病特效秘方偏方

祛斑淡斑

體內有異常黑色素病變是形成色斑的根本原因，經常食用具有美白去斑功效的食物可以活化皮膚、減少色素沉着，助力女性告別臉上的斑斑點點。

● 肝氣鬱結色斑深，野菊花燉乳鴿追本溯源

症狀

面部有色斑，皮膚粗糙，面色暗沉，同時伴有頭痛、胸脅脹痛、乳腺增生、月經不調、失眠、便秘、煩躁易怒等症狀。

日常生活調養

1. 改變不良生活習慣，堅持早睡早起，每天睡足 7～8 小時的養生覺。
2. 保持心情愉悅，少生氣、少糾結，多笑多美麗。
3. 日常飲食宜多吃山楂、金橘、佛手、茴香、玫瑰等疏肝解鬱的食物，忌食咖啡、巧克力、可可、可樂、蜂蜜、蜂王漿、蜂膠、肥肉等食物。

偏方

野菊花，性微寒味苦、辛，入肝、心經，可清熱去火、疏肝理氣，《本草綱目》中言其能清熱解毒、瀉火明目、利咽疏肝；鴿肉，性平味甘、鹹，入肝、腎經，具有滋腎益氣、祛風解毒、養顏美容、潔白肌膚的食療作用。

將野菊花與乳鴿一起燉煮食用，可以起到疏肝理氣、清熱解毒、養陰潤膚的作用，有助淡化肝氣鬱結所產生的色斑。

野菊花燉乳鴿

疏肝，解鬱，解毒

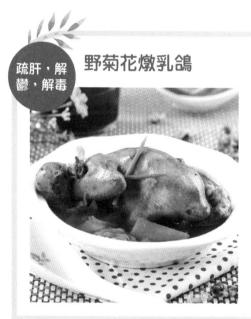

原料

乳鴿 1 隻，野菊花 10 克，薑、蔥、鹽、料酒各適量。

做法

1. 乳鴿去皮毛、內臟，洗淨，汆水。
2. 裝入砂鍋中，放水、蔥、薑、料酒，大火燒沸後改小火煲 1 小時左右，至鴿子酥爛，放入野菊花再煲 10 分鐘，用鹽調味即可。

❶ 特別提示

野菊花性微寒，脾胃虛寒者及孕婦不宜食用，健康的女性也不宜長期食用。

● 抑制可惡的黃褐斑，杏仁桂花羹很靈驗

症狀

黃褐斑，又稱肝斑，是面部的黃褐色色素沉着，一般對稱地分佈於顴頰部，有時也會分佈到眼眶周圍、前額、上唇和鼻部。

日常生活調養

1. 多吃富含維他命 E 的食物，比如植物油、豆類、堅果等；多吃富含維他命 C 的新鮮果蔬，比如藍莓、鮮棗、獼猴桃、橘子、檸檬、番茄、西蘭花、白菜等；多吃雞肝、豬腰、魚肉、洋蔥、大蒜、蠶蛹、葡萄乾等。
2. 防曬很重要，即使陰天出門也不能忘記防曬。
3. 保持愉悅的心情，不熬夜，戒煙酒。

偏方

維他命 E 強大的抗氧化性可以保護其他易被氧化的物質，同時保護細胞免受自由基的傷害，延緩人體細胞因氧化而造成的老化，是保持肌膚健康不可或缺的營養素，可抑制衰老、防止色斑，使皮膚白嫩光滑、富有彈性。

杏仁營養豐富，含有胡蘿蔔素、B 族維他命、維他命 C、維他命 E 等有益皮膚健康的營養元素，其中的維他命 C 與維他命 E 還是抑制色斑的大能手。將杏仁與桂花煮羹食用，可以有效抑制黃褐斑的生成，使肌膚白嫩、細膩、光滑。

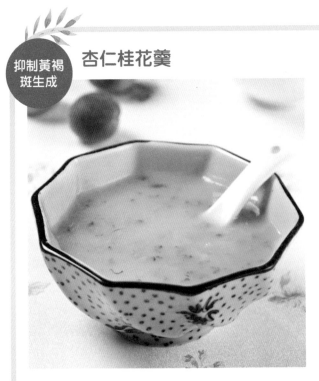

抑制黃褐斑生成

杏仁桂花羹

原料
甜杏仁 12 克，桂花 6 克，冰糖適量。

做法
1. 將甜杏仁搗碎，加水煮 15 分鐘。
2. 加入桂花後再煮 10 分鐘，加入冰糖調味食用即可。

❶ 特別提示
杏仁皮中含有豐富的抗氧化成分，烹調時不宜將皮剝掉，以免損失營養。

● 對付臉上的斑斑點點，番茄芒果汁最拿手

症狀

除了遺傳因素影響外，導致女性長斑的原因還有壓力過大、睡眠不足、防曬不到位、化妝品使用不當、大量食用垃圾食品等原因，這類女性也是預防臉部長斑的重點人群。

日常生活調養

1. 多喝溫開水，盡量不喝五花八門的飲料，以減輕肝臟負擔，將體內毒素儘快排出體外。
2. 多吃富含維他命A、維他命C與維他命E的食物，比如黃綠色蔬菜和水果、堅果等。
3. 堅持健康的生活方式，積極運動鍛煉，保證充足睡眠與心情愉悅。
4. 選擇品質有保障的化妝品，化妝之後應仔細卸妝，合理使用面膜。

偏方

番茄不僅是味道酸甜、風味獨特的美味蔬菜，還是拯救不良肌膚的美容聖品，所含的維他命C與番茄紅素是抑制黑色素形成的最好武器，經常食用可以起到清除雀斑、美白肌膚的作用。

芒果中富含維他命A、維他命B雜，維他命C等營養物質，可以保持皮膚濕潤不乾燥、光滑有彈性，有助於防治粉刺、癤瘡、老年斑等皮膚疾病。

番茄芒果汁中含有豐富的美白淡斑營養素，經常飲用可以使得女性皮膚水嫩潤澤、白皙光滑。

抑制黑色素形成

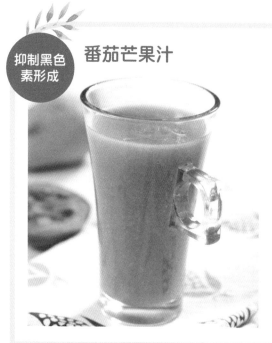

番茄芒果汁

原料

番茄150克，芒果100克，蜂蜜適量。

做法

1. 番茄洗淨，切成小塊；芒果去皮、籽，切成小塊。
2. 將所有食材放入榨汁機中，加涼白開水到機體水位線間，接通電源，按下「果蔬汁」啟動鍵，攪打均勻後倒入杯中即可。

❗ 特別提示

飲用此汁後半小時內不宜食用大蒜等辛辣食物，以免誘發皮膚過敏。

控油祛痘

女性皮脂分泌旺盛，不僅會滿面油光，給人不清爽的感覺，還會阻礙毛孔的呼吸，更容易長痘。想要恢復清潔無痘的面容，需要長期堅持健康飲食，並保持良好的心情。

● 不做「大油田」，綠豆豆漿還你清爽臉龐

症狀

女性皮脂分泌過於旺盛，導致面部油膩，額頭、鼻翼尤其嚴重，同時還會伴有皮膚不光滑、毛孔粗大、膚色暗黃等症狀。

日常生活調養

1. 補水最重要，每天晨起喝一杯溫開水，不要等口渴才喝水，多吃富含水分的新鮮果蔬；隨身攜帶一瓶保濕噴霧，及時為肌膚補水。
2. 溫水洗臉，每晚徹底卸妝並做好保濕護理，定期去角質。
3. 淡妝為主，不宜長期濃妝，妝前應做好面部和頸部的基礎保養。

偏方

綠豆，性涼味甘，入心、胃經，具有清熱解毒、健胃止渴、消暑利尿、除煩等功效，被醫學大家李時珍譽為「濟世之良穀」。作為豆類，綠豆中含有一定量的大豆異黃酮，可以有效調節女性內分泌，使失調的內分泌回歸正常，進而有助皮脂腺分泌恢復正常水平。

將綠豆製成豆漿食用，可以有效控制油脂分泌，預防長痘，並且可以起到改善膚質、祛痘印的作用，尤其適合夏季飲用。

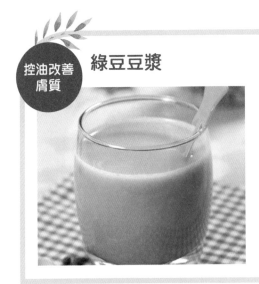

控油改善膚質

綠豆豆漿

原料

綠豆 95 克。

做法

1. 綠豆用水浸泡 4 ～ 6 小時，洗淨。
2. 將綠豆放入豆漿機中，加水到機體水位線間，接通電源，按下「豆漿」啟動鍵，20 分鐘左右製成豆漿即可。

❗ 特別提示

浸泡綠豆的水不宜倒掉，可直接用來製作豆漿，以更完整地保存綠豆中的營養。

女性常見病特效秘方偏方

● 只留青春不留痘，金銀花枸杞子湯為美加料

症狀

　　痘痘的學名叫做痤瘡，主要發生於面部，尤其是前額、雙頰，其次是胸背部皮脂溢出區，主要表現為開放性與閉合性粉刺，粉刺進一步發展則會形成各種炎症性皮損，表現為炎性丘疹、膿皰、結節和囊腫。

日常生活調養

1. 不可用手擠壓痘痘，以免延長痘痘的消退時間甚至誘發顧內感染。
2. 正確洗臉：先用溫水將面部打濕，然後將洗面奶在手心搓勻，輕輕地在面部 T 區打圈清潔，接着再自下而上地打圈清洗額頭和臉頰，最後溫水洗淨，用乾毛巾擦乾。
3. 飲食宜清淡，忌肥膩甘厚、辛辣刺激的食物，以免體內積熱導致毒素無法正常排出。
4. 平時多吃清熱的食物，比如苦瓜、馬齒莧、金銀花、蓮子心等；多吃富含膳食纖維的食物，比如粗糧、全麥麵包等；多吃富含鋅、維他命 A、維他命 B6 的食物，比如蛋黃、粟米、牛奶等。

偏方

　　金銀花，性寒味甘，入肺、胃經，能清熱、涼血、去火、解毒，所含的營養物質還可以起到抑菌的作用。與枸杞子一起煮食，有清熱解毒、清肝明目、美白肌膚的食療作用，能夠有效減少痘痘的滋生。

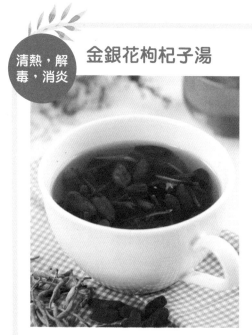

清熱，解毒，消炎

金銀花枸杞子湯

原料

枸杞子、金銀花（乾）、冰糖各 20 克，蜂蜜適量。

做法

1. 枸杞子、金銀花洗淨，備用。
2. 鍋中加適量清水，放入枸杞子、金銀花和適量冰糖，武火煮沸後轉文火慢煮 30 分鐘左右，關火，等湯的溫度降至溫熱，加入 1 ～ 2 勺蜂蜜調勻即可。

❶ 特別提示

金銀花藥性偏寒，不適宜長期食用，脾胃虛寒、陽虛、經期女性則應忌食。

● 鼻尖黑頭出沒，敷個蛋白鼻貼就搞定

日常生活調養

1. 做好面部清潔與保濕工作，避免皮膚油脂過度分泌。
2. 不宜用手擠去黑頭，這樣做容易造成感染，還會使毛孔愈變愈大。
3. 日常飲食宜低脂、低糖、高膳食纖維，多喝溫開水，忌食辛辣刺激食物和甜點，戒煙酒。
4. 洗臉不宜太勤，早晚各一次即可，一般一天不宜超過 3 次。

偏方

　　蛋白具有很強的吸附性和黏合性，塗在鼻子上乾透後撕掉，可以起到類似膠帶的作用，將黑頭拔除，與市面上出售的鼻貼原理一樣。由於蛋白屬純天然食品，所以使用蛋白鼻貼比使用市售鼻貼更健康。不過，蛋白鼻貼不宜經常使用，每周使用 2 次即可。

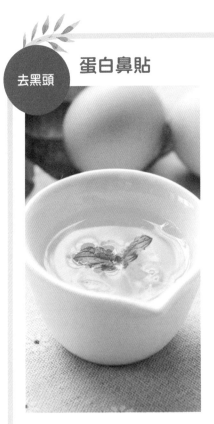

去黑頭

蛋白鼻貼

原料

蛋白 1/3 個，化妝棉 1 張，洗面奶適量，冰鎮純淨水或蒸餾水 1 杯。

制法

1. 按照自己鼻子的形狀，將化妝棉剪好備用。
2. 將剪好的化妝棉浸泡在蛋白中，完全浸透。

敷法

1. 用溫水和洗面奶將臉部洗淨，然後用熱毛巾熱敷臉部 2 分鐘，使臉部毛孔打開。
2. 將蛋白鼻貼輕輕地貼在鼻子上，擠去氣泡，使鼻貼完全貼在鼻子上。
3. 10～15 分鐘之後，待蛋白鼻貼完全變乾後從下至上撕下來。
4. 溫水將臉上的蛋白洗淨，用冰鎮純淨水或蒸餾水冷敷鼻子，使毛孔收縮即可。

❶ 特別提示

使用的化妝棉愈薄愈好，蛋白應保證新鮮。

● 毛孔粗大不用愁，青瓜維 C 面膜為你打造牛奶肌

症狀

臉部可見清晰毛孔，皮膚粗糙、不光滑，皮膚油脂分泌過多或乾燥缺水。

日常生活調養

1. 晚上用加有檸檬汁的清水洗臉，可以有效收縮毛孔，配合冷敷效果更佳。
2. 盡量少化妝，精心化妝後更要細心卸妝，定期祛除面部角質。
3. 每周敷 1 ～ 2 次具有深層清潔、緊膚功效的面膜，每天做好肌膚的補水保濕工作。

偏方

青瓜被譽為「廚房裏的美容劑」，具有十分顯著的美容功效，所含的青瓜酵素可有效收斂毛孔，所含的維他命可以為皮膚提供充足的養分，對抗皮膚老化，減少皺紋，防治唇炎、口角炎。

將青瓜與維他命 C、橄欖油一起製成面膜，可以起到美白、補水、控油、收斂毛孔的美容功效，有助改善毛孔粗大、皮膚粗糙等「面子」問題。

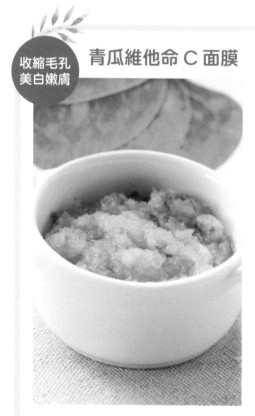

收縮毛孔 美白嫩膚

青瓜維他命 C 面膜

原料

青瓜半根，維他命 C1 片，橄欖油少許。

制法

1. 青瓜洗淨、去皮、切成小塊，放入攪拌機中攪拌成泥狀。
2. 將維他命 C 研成細末，與橄欖油一起放入青瓜泥中，攪拌均勻即可。

敷法

1. 用溫水和洗面奶將臉部洗淨，擦乾。
2. 用手指以打圈的方式從下至上按摩臉部，然後輕輕拍打 50 下。
3. 將青瓜泥均勻地塗在臉上，避開眼部和唇部，15 分鐘後用清水洗淨即可。

❗ 特別提示

青瓜必須去皮才能用於面膜製作。

緊膚抗皺

如花美眷抵不住似水流年，想要留住青春，必須努力對抗日益鬆弛的皮膚和暗中滋生的皺紋，使肌膚緊致、皺紋無蹤。

● 撫平歲月的痕跡，一碗豬蹄紅棗湯足矣

症狀

　　女性 25 歲左右，眼角就可能出現眼袋、淺小的皺紋；30 歲左右，額頭、外眼角、上下瞼皮就會出現不同程度的皺紋；40 歲之後，鼻唇溝加深，頸部皺紋明顯；50 歲之後，眼袋加深，上下唇出現皺紋；60 歲之後，整個臉部的皺紋都會加深。

日常生活調養

1. 做好肌膚的保濕和防曬工作，經常輕柔按摩臉部。
2. 適量增加膠原蛋白的攝入量，膠原蛋白主要來源於豬蹄、豬皮、銀耳、海參等食物。

偏方

　　膠原蛋白是皮膚的主要成分，佔皮膚細胞中蛋白質含量的 71% 以上。豬蹄中含有豐富的膠原蛋白，適量食用可以有效改善皮膚組織細胞的儲水功能，保持皮膚細胞濕潤豐盈，防止皮膚過早出現皺紋，延緩皮膚的衰老過程。

　　豬蹄紅棗湯中富含膠原蛋白、維他命 A、維他命 C 以及膳食纖維，可以起到抑制黑色素生成、縮小毛孔、減少皺紋的功效，使女性肌膚更加光滑、水嫩、白皙。

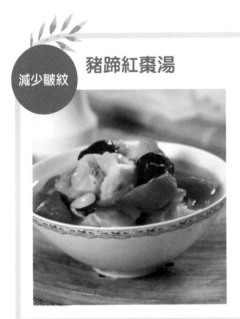

減少皺紋

豬蹄紅棗湯

原料

豬蹄 500 克，紅棗 10 顆，紅蘿蔔 100 克，鹽、料酒、胡椒粉各適量。

做法

1. 豬蹄洗淨，用刀將豬蹄從中間劈開，放入沸水汆燙透，撈出；紅蘿蔔洗淨，切成塊；紅棗用清水洗淨，掰開備用。
2. 砂鍋中加水煮沸，放豬蹄、紅棗，文火燉至八成熟，放紅蘿蔔塊；待豬蹄煮至軟爛時，加鹽、料酒、胡椒粉調味即可。

❶ 特別提示

此湯不宜晚餐食用，以免誘發肥胖和消化不良。

女性常見病特效秘方偏方

◉ 肌膚鬆弛少彈性，南瓜紅蘿蔔橙汁恢復彈性青春肌

症狀

皮膚鬆弛的初級表現為毛孔明顯粗大，中級表現為面部輪廓變得鬆鬆垮垮，高級表現為顴骨上的肌膚不再飽滿緊致、出現法令紋、肌膚明顯下垂。

日常生活調養

1. 研究表明，90% 以上的皮膚鬆弛是過度紫外線照射導致的，因此女性應積極防曬。
2. 每天認真清潔皮膚，定期去角質。
3. 堅持均衡飲食，不暴飲暴食，多吃富含維他命 A、維他命 C 與膠原蛋白的食物，戒煙酒。
4. 保持樂觀、平和的心態，盡量減少皺眉、抬眉、眯眼等面部動作。

偏方

維他命 A 屬脂溶性維他命，是皮膚組織和眼睛視紫質必需的材料，可以保持皮膚濕潤不乾燥，光滑有彈性，保護皮膚不受細菌侵害。

維他命 C 是皮膚最喜歡的維他命之一，不僅能夠重建真皮與表皮結合部、促進膠原纖維生成，還有十分優秀的清除自由基的能力，可以有效延緩肌膚衰老、預防皮膚鬆弛、抑制黑色素生成。

南瓜、紅蘿蔔與橙子皆含有豐富的維他命 A 與維他命 C，女性食用可以清除體內自由基、保護皮膚組織，將它們一起榨汁飲用，具有緊膚、除皺、嫩膚的食療功效。

緊致肌膚

南瓜紅蘿蔔橙汁

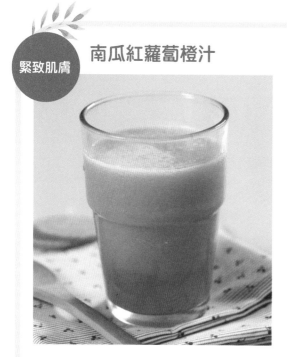

原料

南瓜、紅蘿蔔、橙子各 100 克。

做法

1. 南瓜去皮，切塊，蒸熟；紅蘿蔔洗淨，去皮，切小塊；橙子去皮、籽，切小塊。
2. 將上述食材放入榨汁機中，加涼白開水到機體水位線間，接通電源，按下「果蔬汁」啟動鍵，攪打均勻後倒入杯中即可。

❗ 特別提示

此汁不宜長期大量飲用，以免因攝入過量維他命 A 而導致中毒。

●》留住豆蔻少女肌，試試武則天專用的神仙玉女粉

症狀

一般來說，女性 25 歲之後皮膚組織開始出現老化，40～50 歲皮膚的老化逐漸明顯，主要表現為膚色變黑、皮膚鬆弛、皺紋產生、汗液與皮脂減少、皮膚乾燥、皮膚傷口難癒合。

日常生活調養

1. 養成良好的起居習慣，不過勞、不熬夜，保持心情愉快。
2. 日常飲食應多吃些富含膠原蛋白、維他命 A、維他命 C、維他命 E 等延緩皮膚衰老的食物，比如豬蹄、豬皮、海參、銀耳、堅果、黃綠色果蔬等；戒煙酒，盡量少吃甜品、炸雞、薯片、熏臘食品、甜飲料等。

偏方

武則天不僅是中國的第一位女皇帝，還是一位長壽帝王，活到了 81 歲。不僅如此，據史書記載，老年時期的武則天依舊保持着姣好的容顏，皮膚細嫩宛如少女，這都得益於養顏秘方「神仙玉女粉」。

益母草既是婦科常用藥，也是美容佳品，敷於面部可以促進面部的血液循環，繼而起到祛斑抗皺、美容護膚的功效。將其與牛奶、蜂蜜等原料一起製成面膜使用，能夠有效改善膚質、預防早衰。

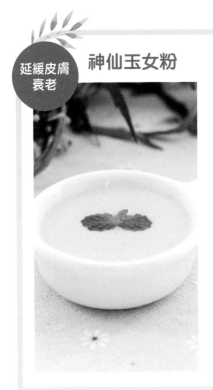

延緩皮膚衰老

神仙玉女粉

原料

益母草 30 克，白果 30 克，白蜜 30 克，梨汁半碗，鮮牛奶半碗，酒適量。

制法

1. 將益母草放入粉碎機中研成細末；白果搗爛備用。
2. 將益母草末、梨汁和酒倒鍋中，熬煮成濃汁。
3. 將煮好的益母草濃汁放涼，加入白蜜和牛奶，攪拌成均勻的膏狀物，放入容器中儲存即可。

敷法

每天晚上清潔面部，然後均勻地塗抹神仙玉女粉，15 分鐘後洗淨即可。

❗ 特別提示

如果使用新鮮的益母草製作神仙玉女粉，可以先將益母草榨汁，然後再熬煮。

明眸美齒

回眸一笑百媚生，眼睛是心靈的窗口，一雙明亮清澈的雙眸能夠瞬間提升女性魅力；都說愛笑的女生運氣不會差，會吃的女生幸福指數更高，擁有一口堅固、潔白的牙齒，才能笑得更燦爛、吃得更香甜。

● 熬夜熬成「熊貓眼」，別忘了用馬鈴薯片貼眼周

症狀

黑眼圈是由於眼部皮膚血管的血流速度過於緩慢，導致眼部組織供氧不足、血管中代謝廢物積累過多，最終形成的眼部色素沉着，主要症狀為眼周肌膚顏色較暗或深，呈暗灰色或青黑色。形成黑眼圈的主要誘因有用眼過度、睡眠不足、吸煙、年紀增長以及情緒波動等。

日常生活調養

1. 養成按時起居的習慣，每天睡眠時間不宜少於 7～8 小時，盡量不熬夜。
2. 避免眼部疲勞，使用電腦或手機的時間不宜過長，感覺眼部疲勞時可以做做眼保健操。
3. 堅持均衡飲食，保證維他命 A 與維他命 C 的足量攝入，戒煙限酒。

偏方

其貌不揚的馬鈴薯不僅是一種比蘋果還營養豐富的食物，還具有十分優秀的護膚功效。馬鈴薯所含的一種很神奇的微量元素可以吸附眼睛周圍的黑色素，有助於緩解黑眼圈；富含的維他命 A 和維他命 B 雜具有滋養眼部肌膚、保護眼睛的功效；此外馬鈴薯富含的澱粉還可以起到保護角質層、鎖住水分的作用，使皮膚保持彈性、延緩衰老。

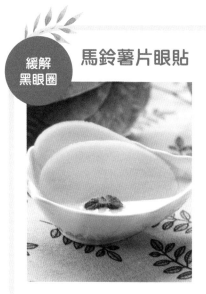

緩解黑眼圈

馬鈴薯片眼貼

原料
馬鈴薯 1 個，純牛奶 100 毫升。

制法
1. 將馬鈴薯洗淨、去皮、切成 2 毫米厚的薄片。
2. 將馬鈴薯片放入純牛奶中浸泡 5 分鐘。

敷法
將泡好的馬鈴薯片取出後敷在眼睛上，15 分鐘後用溫水洗淨，塗上眼霜即可，每周敷 3 次為宜。

❗ 特別提示
馬鈴薯片去黑眼圈的缺點在於療效緩慢，需長期堅持，優點是去黑眼圈的同時還可減緩眼部衰老。

⬤ 眼睛疲勞害處多，喝酸甜藍莓羹勝過敷眼藥

症狀

眼睛疲勞可引發眼乾、眼澀、眼痠脹、視物模糊甚至視力下降等不適症狀，直接影響工作效率與生活質量。

日常生活調養

1. 養成良好的用眼習慣，連續用眼不宜超過 1 小時，每隔一段時間應休息 5～10 分鐘，盡量遠眺讓眼睛放鬆，並多活動頸部和肩部肌肉。
2. 每天早晚用放至溫熱的開水清洗眼睛以及熱敷眼周。
3. 合理安排日常飲食，多吃些富含維他命 A、維他命 C、花青素、葉黃素的食物，比如豬肝、海鮮、紅蘿蔔、西蘭花、藍莓、枸杞子等。

偏方

作為世界糧農組織推薦的五大健康水果之一，藍莓的營養含量十分豐富，經常食用可以為人體補充維他命 A、B 族維他命、維他命 C、維他命 E、花青素、鉀、鐵、鋅等營養物質。

藍莓富含的花青素具有活化視網膜的功效，可以強化視力、防止眼球疲勞，與富含維他命 C 的檸檬一同食用可起到明目、開胃、美容等功效，對眼睛疲勞、視物模糊、眼乾怕光、視力減退等均有不錯的食療效果。

改善眼睛疲勞

酸甜藍莓羹

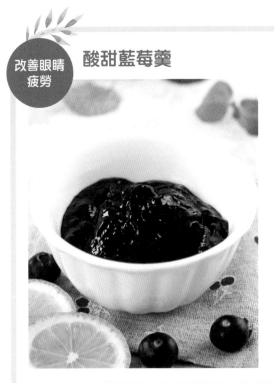

原料

藍莓 200 克，檸檬 1/2 個，麥芽糖 50 克。

做法

1. 藍莓洗淨對半切開；檸檬洗淨後切半、壓汁備用。
2. 鍋中加適量清水，放入藍莓，倒入檸檬汁，武火煮沸後轉文火熬煮 5 分鐘，加入麥芽糖，繼續熬煮且不停地攪拌，煮至呈濃稠狀即可。

❶ 特別提示

熬藍莓羹時應不停攪拌，以免糊鍋；為了避免維他命 C 被大量破壞，此羹的熬煮時間不宜過長。

● 蛀牙發黑笑容尷尬，萵筍粥還你皓齒如玉

症狀

齲齒，俗稱蟲牙、蛀牙，屬口腔常見病，如不及時治療可導致牙齒出現黑斑、齲洞甚至牙冠完全消失。

日常生活調養

1. 保持口腔衛生，養成早晚刷牙、飯後漱口的好習慣，並且做到晚上刷牙後不再進食。
2. 盡量少吃高糖食物，比如甜點、甜飲料、冰淇淋、糖果等；不宜貪吃質地堅硬的食物，以免造成牙齒磨損。
3. 日常飲食攝入足量的鈣、氟、維他命 D 等營養物質，並且多吃些高膳食纖維食物，有助於預防齲齒，防止齲齒進一步發展。

偏方

氟是一種非金屬化學元素，成年人體內約含 2 ～ 3 克，主要分佈於骨骼和牙齒中。人體缺乏氟元素，可誘發齲齒與骨質疏鬆。

萵筍味道清香，含有非常豐富的氟元素，不僅可以促進骨骼和牙齒的生長，還可以保護牙齒不被蛀，同時預防骨質疏鬆。此外，萵筍還屬高膳食纖維食物，豐富的膳食纖維既可以防治便秘、促進腸道內垃圾排出，又可以幫助清潔口腔內的食物殘渣，同樣有助於預防齲齒。

患有齲齒的女性經常食用萵筍粥，可以有效保護牙釉質與牙本質，起到改善齲齒、美白牙齒的食療作用。

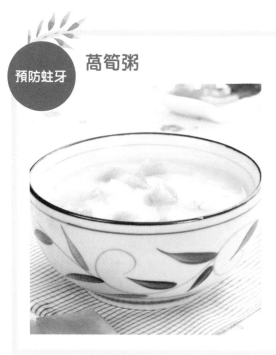

預防蛀牙

萵筍粥

原料

大米 100 克，萵筍 250 克，鹽、麻油各適量。

做法

1. 大米淘淨；萵筍洗淨，去皮，切小塊。
2. 鍋中加入冷水和大米，大火燒沸後，放萵筍塊，再用小火熬煮成粥，加鹽調味略煮片刻，最後淋入麻油即可。

❗ 特別提示

萵筍不宜擠去水分再烹調，以免損傷大量的水溶性維他命。

烏髮養髮

秀髮如雲、長髮及腰是極富東方魅力的美感，然而隨着染髮、燙髮的興起以及年齡的增長，頭髮很容易出現乾枯、易斷、發黃、分叉、脫髮等症狀。

● 脫髮太尷尬，杏仁芝麻豆漿養出如瀑美髮

症狀

頭髮脫落是正常的生理現象，這裏所說的脫髮指的是病理性脫髮，主要症狀為頭髮異常或過度脫落。

日常生活調養

1. 不宜頻繁洗頭，洗頭時應將洗髮水清洗乾淨，乾燥季節還應使用護髮素護理頭髮。
2. 營養不良可導致脫髮，因此日常飲食應保持營養均衡，同時多吃些富含 B 族維他命、維他命 E 以及硫氨基酸的食物，比如粟米、糙米、全麥麵粉、堅果、豆類、魚肉、牛奶、雞蛋等。
3. 每天晨起和睡前分別用手指代替梳子梳理頭髮，正面、側面各梳理 25 ～ 35 次。

偏方

精神壓力過大、內分泌發生變化、季節轉換、營養不良、接觸放射性物質、某些疾病等都是造成頭髮脫落的原因，其中營養不良性脫髮最為常見，因此防治脫髮的首要任務是為頭髮提供充足的營養。B 族維他命、維他命 E、硫氨基酸是防治脫髮的關鍵營養素，脫髮的女性應及時補充。

黑芝麻、杏仁、黃豆中含有豐富的 B 族維他命、維他命 E 以及硫氨基酸，將三者製成豆漿飲用，可以促進頭髮生長、防治脫髮、改善頭髮枯黃。

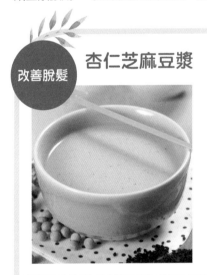

改善脫髮

杏仁芝麻豆漿

原料

黃豆 55 克，熟杏仁 10 克，熟黑芝麻 5 克。

做法

1. 黃豆用水浸泡 10 ～ 12 小時，洗淨；熟黑芝麻碎。
2. 將黃豆與杏仁一同放入豆漿機中，加水到機體水位線之間，按下「五穀豆漿」啟動鍵，20 分鐘左右豆漿做好，加壓碎的黑芝麻攪拌均勻即可。

❶ 特別提示

黑芝麻烏髮效果更佳，不宜用白芝麻代替。

● 華髮早生別灰心，首烏牛肉羹留住烏黑秀髮

症狀

一般來說，女性 35 歲以後會逐漸出現白頭髮，之後逐年增加，這是自然衰老的規律。然而，有的女性卻過早出現白頭髮，或者白髮數量明顯超過同齡人，中醫認為這是腎陰虧損、營血虛熱、肝鬱氣滯等原因導致。

日常生活調養

1. 平時多吃些富含酪氨酸的食物，比如瘦豬肉、瘦牛肉、雞肉、魚肉、堅果等，可以預防少白頭；同時還應多吃些富含鐵、銅、B 族維他命的食物，可以防治頭髮發黃變白，比如動物肝臟、蛋黃、瘦肉、海鮮、堅果、豆類、糙米等。
2. 「髮為血之餘」、「腎主骨，其華在髮」，因此應多吃些補腎補血的食物，比如黑豆、黑芝麻、核桃、木耳、烏雞等。
3. 放鬆心情，避免過度緊張、焦慮，以免影響黑色素的代謝。

偏方

何首烏可養血益肝，固精益腎，健筋骨，烏髭發，對於年老體弱、病後體虛、血虛萎黃、陰血虧虛引發的鬚髮早白皆有顯著功效。

將何首烏與牛肉、黑豆等一同煮羹食用，可以為女性補充酪氨酸、鐵、銅、B 族維他命等滋養頭髮的營養物質，具有養腎補虛、烏髮補血的食療作用。

防治頭髮早白

首烏牛肉羹

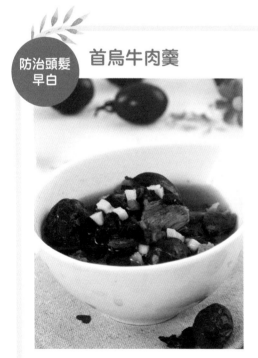

原料

瘦牛肉 100 克，黑豆 50 克，桂圓肉 150 克，製何首烏 10 克，紅棗 2 顆，鹽、蔥末、薑末、料酒各適量。

做法

1. 黑豆洗淨，浸泡 2 小時；紅棗、桂圓肉洗淨，去核；製何首烏洗淨。
2. 牛肉洗淨，切大片，放入鍋中加冷水煮開，放入料酒，將製何首烏、黑豆、紅棗、桂圓肉放入湯中文火煲 2 小時，加鹽、蔥末、薑末調味即可。

❶ 特別提示

何首烏不宜使用鐵器燉煮，以免影響何首烏的藥效，此羹最好使用砂鍋烹調。

瘦腿翹臀

很多女性雖然體重沒有超標，卻有局部肥胖的煩惱，臀部、大腿、小腿肥胖會嚴重影響女性的身材。更棘手的是，這些部位的贅肉十分頑固，一般的減肥方法很難將其瓦解，需要更行之有效的針對性減肥方案。

● 臀部鬆鬆垮垮，做前弓步提提臀吧

症狀

臀部肥胖，贅肉較多甚至有下垂感，臀型不美觀。

日常生活調養

1. 避免久坐，每隔半小時起身活動 5 分鐘；坐着時應盡量將整個椅子坐滿，增加臀部受力面積，促進臀部血液循環。
2. 不要經常蹺着二郎腿，以免誘發臀部水腫。
3. 減少動物性脂肪的攝入量，適量增加植物性蛋白質和鉀元素的攝入量，富含鉀元素的食物有蔬菜、水果、粗糧、豆類等。
4. 深蹲雖然是美化臀型的經典動作，但容易損傷女性的膝關節，因此每日深蹲次數不宜過多。

偏方

與歐美女性相比，東方女性的臀部更加寬扁，想要擁有豐滿性感的翹臀，必須更加持之以恆地進行針對性鍛煉。

前弓步雖然看起來很簡單，卻是美臀瘦腿的利器。女性每天堅持做前弓步運動，不僅可以鍛煉臀部肌肉，使臀部更加富有彈性，還能鍛煉大腿肌肉和小腿肌肉，讓女性擁有更加迷人的下半身曲線。

翹臀瘦腿

動作要領
1. 身體站直，面向前方，雙腿併攏，雙手叉腰。
2. 左腿向前跨出一步，膝蓋呈 90 度彎曲，注意右腿膝蓋不要着地；吸氣，然後一邊吐氣一邊恢復到動作 1。
3. 換右腿向前跨出，左右各重複 15 ～ 20 次。

❶ 特別提示
如果長期從事辦公室工作，還可以每天練習後弓步，動作要領與前弓步相同，只是跨步方向相反，有益於改善久坐引發的脊椎不正。

● 粗粗的「大象腿」，蘇木瘦腿湯能拯救

症狀

脂肪堆積在大腿，大腿根部肥胖尤其明顯。

日常生活調養

1. 拒絕高脂肪、高熱量、高糖飲食，養成清淡飲食的好習慣。
2. 積極進行運動鍛煉，有助減少大腿脂肪的運動有快步走、爬樓梯、騎自行車、游泳等，此外蹲馬步、空中蹬自行車等動作也有益瘦腿。
3. 不宜久坐，長期久坐的女性應加強每天的瘦腿鍛煉。
4. 每天抽出時間敲打脾經和膽經。

秘方

中醫理論認為，脾主四肢，主升清，同時諸濕腫滿皆屬脾，因此脾的功能失調會導致脾濕下流到下肢中，造成下肢脾經不通暢，水濕聚集在下肢，形成腿部肥胖。想要告別「大象腿」，日常調養重點為健脾祛濕、升清陽，將腿部過多的水濕排除掉。

蘇木可祛濕止痛、行血破淤、消腫，常用於治療淤滯腫痛、經閉痛經、癥瘕腫痛、跌打損傷等症，有益脾經氣血通暢；紅花具有活血化瘀、通經止痛、降血脂等功效，是散瘀血的血中氣藥，能瀉又能補，妙用眾多，可以疏通脾經的經絡；透骨草可祛風勝濕、活血止痛，用其泡腳可以促進腿部脂肪分解，起到減肥瘦腿的作用。

長期堅持用蘇木瘦腿湯泡腳，可以幫助大腿肥胖的女性打通瘀阻的脾經，促進水濕代謝以及脂肪分解，達到瘦腿的目的。

祛濕通絡

蘇木瘦腿湯

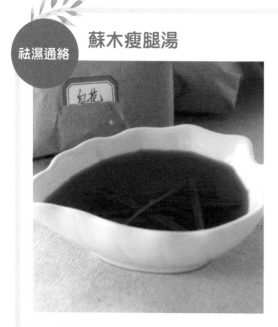

原料

紅花 5 克，蘇木 5 克，透骨草 4 克。

做法

1. 將三味藥材放入藥包中，紮緊口，備用。
2. 將藥包放入鍋中，熬煮 30 分鐘左右，放至溫熱，倒入泡腳桶中，泡腳 15 ～ 20 分鐘。

❶ 特別提示

泡腳桶應盡量高一些，將小腿沒入其中，然後將毛巾浸濕後敷在大腿上，這樣可以更加有效地發揮藥液的瘦腿功效。

● 小腿水腫，快喝紅豆葫蘆羹來改善

症狀

　　小腿看起來變粗了卻沒有長胖，用手按壓小腿前側或腳面時出現明顯的凹陷，並且凹陷處肌膚不容易回彈。

日常生活調養

1. 不宜久坐、久站，每隔 30 分鐘應活動活動身體。
2. 養成每天睡前熱水泡腳的習慣，邊泡邊用手按摩雙腳和雙腿。
3. 日常飲食中多吃些具有消腫功效的食物，比如紅豆、葫蘆、冬瓜、西瓜、西葫蘆、薏米等。
4. 減少食鹽的攝入量，盡量少吃油炸食品，多吃新鮮的蔬菜和水果。

偏方

　　小腿水腫是女性經常遇到的煩惱，逛街後、旅途中尤其容易出現，極度影響腿部曲線美和身體健康。遭遇小腿水腫，除了臥床平躺、按摩等方法，還可以通過食用消腫食物來緩解。

　　紅豆具有行血補血、健脾去濕利水消腫的功效，可以促進體內多餘的水分、鹽分以及脂肪排出，消腫作用十分顯著；葫蘆可利水消腫、止瀉、散結，常用於治療水腫腹水、頸淋巴結結核、皮疹等症。

　　紅豆葫蘆羹不僅有助於解決小腿水腫問題，還可以起到瘦腰、瘦腿的作用，幫助女性塑造性感的腿部曲線。

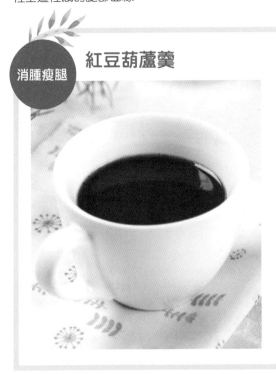

消腫瘦腿

紅豆葫蘆羹

原料

葫蘆 1 個，紅豆 60 克，紅棗 15 枚，冰糖、蜂蜜各適量。

做法

1. 將葫蘆洗淨，去瓤，加水煮成濃汁；紅豆淘淨，浸泡 2～3 小時。
2. 將紅豆和紅棗一起煮熟，去掉豆皮及棗核，搗成泥。
3. 把葫蘆濃汁放入棗豆泥中，攪拌均勻，用小火繼續熬煮成羹。
4. 加冰糖和蜂蜜調味即可。

❶ 特別提示

紅豆不宜與羊肝一起食用，容易誘發食物中毒。

女性常見病
特效秘方偏方
女人一生受用的健康枕邊書

主編
劉建平

編輯
陳芷欣　李穎宜　嚴瓊音

美術設計
Carol Fung

排版
何秋雲

出版者
萬里機構出版有限公司
香港鰂魚涌英皇道1065號東達中心1305室
電話：2564 7511
傳真：2565 5539
電郵：info@wanlibk.com
網址：http://www.wanlibk.com
　　　http://www.facebook.com/wanlibk

發行者
香港聯合書刊物流有限公司
香港新界大埔汀麗路 36 號
中華商務印刷大廈 3 字樓
電話：2150 2100
傳真：2407 3062
電郵：info@suplogistics.com.hk

承印者
中華商務彩色印刷有限公司
香港新界大埔汀麗路 36 號

出版日期
二零一九年四月第一次印刷

萬里機構

萬里 Facebook

本中文繁體字版本經原出版者電子工業出版社授權出版並在香港、澳門地區發行。